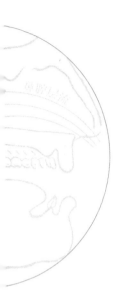

Everything
Is for Children

小儿腺样体肥大
的居家养护

主编◎安光辉

| 上海中医药大学针灸推拿学院

| 上海中医药大学附属曙光医院

| 上海市中医医院内功推拿流派传承工作室

| 上海德济医院

U0308526

全国百佳图书出版单位
中国中医药出版社
·北京·

图书在版编目（CIP）数据

小儿腺样体肥大的居家养护 / 安光辉主编 . —北京：
中国中医药出版社，2022.1（2024.1重印）
ISBN 978-7-5132-7330-5

Ⅰ.①小… Ⅱ.①安… Ⅲ.①小儿疾病—扁桃体—咽
疾病—护理 Ⅳ.① R473.72

中国版本图书馆 CIP 数据核字（2021）第 242602 号

中国中医药出版社出版

北京经济技术开发区科创十三街 31 号院二区 8 号楼
邮政编码　100176
传真　010-64405721
河北省武强县画业有限责任公司印刷
各地新华书店经销

开本 880×1230　1/32　印张 5.5　字数 112 千字
2022 年 1 月第 1 版　2024 年 1 月第 4 次印刷
书号　ISBN 978 – 7 – 5132 – 7330 – 5

定价　28.00 元
网址　www.cptcm.com

服 务 热 线　010-64405510
购 书 热 线　010-89535836
维 权 打 假　010-64405753

微信服务号　**zgzyycbs**
微商城网址　**https://kdt.im/LIdUGr**
官 方 微 博　**http://e.weibo.com/cptcm**
天猫旗舰店网址　**https://zgzyycbs.tmall.com**

如有印装质量问题请与本社出版部联系（010-64405510）

《小儿腺样体肥大的居家养护》
编 委 会

主 编

　　安光辉　　（上海中医药大学针灸推拿学院）

　　　　　　　（上海中医药大学附属曙光医院）

　　　　　　　（上海市中医医院内功推拿流派传承工作室）

　　　　　　　（上海德济医院）

副主编

　　唐晓婷　　（上海市浦东新区王港社区卫生服务中心）

　　王　慧　　（山东省烟台市牟平区中医医院）

　　马康霞　　[上海市第一人民医院嘉定分院（嘉定区江桥医院）]

编　委（按拼音字母顺序排序）

　　蔡君豪　　（上海市中医医院）

　　曹　净　　（重庆市中医院）

　　程启翔　　（上海市松江区车墩镇社区卫生服务中心）

　　崔龙涛　　（上海中医药大学）

　　郭光昕　　（上海中医药大学）

　　韩京秀　　（上海中医药大学）

　　华　夏　　（上海中医药大学附属曙光医院）

黄振超　（上海中医药大学）

黄玉钊　（上海中医药大学）

陆曙明　（江苏省盐城市射阳县新坍镇卫生院）

田家乐　［义乌市第三人民医院（稠城街道卫生服务中心）］

王文奕　（上海市中医医院）

谢文杰　［广东省湛江赤坎惠风堂中医（综合）诊所］

喻益峰　（上海中医药大学附属曙光医院）

张　尔　（上海众济堂健康管理有限公司）

张文俊　（上海交通大学医学院附属同仁医院）

郑　倩　（上海德济医院）

高序

安老师，名光辉，河北保定人士，天赋聪慧，学居博士，任教于上海中医药大学。余在一次赴安徽大别山考察中草药时，得识安老师，其间安老师患咳嗽频频，咳不能眠，求余施治，祈求安睡。随队黄振超者，乃先师陆瘦燕针灸大家之后，余就嘱他按陆氏针灸治法，取穴针刺，当晚咳嗽霍然而止。安老师甚为欣喜，深感陆氏针灸之神奇，从此我们成为挚友，经常往来，切磋技艺。

安老师博学多才，兴之所至，潜心研究小儿腺样体肥大之症。此病在儿童中患者甚众，很多儿童长期鼻塞感冒、咳嗽哮喘，睡而呼噜振耳，甚至憋气，深受其苦，但往往被医者所忽视，常常当作咽喉炎、扁桃体炎或鼻炎之类，很少有人思考此症。在治疗上，西医除手术治疗以外，别无他法，而中医无此病名，一般归属于喉痹范畴，亦无好的治疗之手段。

安老师擅长推拿、针灸，专攻疼痛疾病，虽好多医院设有镇痛专科门诊，但安老师拟另辟蹊径。事有凑巧，安老师儿子患有腺样体肥大症，遍医无效，安老师通过推拿、针灸配合中药为儿子施治，疗效显著，于是他茅塞顿开，从此由专攻疼痛改为专攻小儿腺样体肥大，开设专科门诊，病客盈门，深受家长之欢迎。在取得一定疗效的基础上，希冀安老师不断进取，更上层楼。取法乎上，得乎其中，取法乎中，得乎其下，不断前进，造福更多孩子和家庭。

欣闻安老师主编之《小儿腺样体肥大的居家养护》一书即将付梓，承蒙安老师盛情邀约作序，余不敏，未敢贸然下笔，经翻阅其大作知其内容之精粹，实为小儿腺样体肥大预防治疗养护之必读，于是余不揣简陋，欣然命笔，寥寥数语，仅此为序。

国家级非物质文化遗产陆氏针灸传承人

高正识

时年八十有九于沪寓

赵序

　　安光辉博士的《小儿腺样体肥大的居家养护》即将付梓，我得以先睹为快。安博士从治疗他儿子的小儿腺样体肥大起步，到如今他的专病门诊名价日重，我见证了他孜孜不倦的十年研究历程。本书从小儿腺样体肥大的解剖知识到生理病理，从中医的辨证到西医的辨病，从针灸特殊技法到推拿特定手法，从日常保健到功法锻炼，皆能深入浅出，循循善诱。正如书中所强调的，小儿腺样体肥大的治疗康复需要医患双方的配合，"三分治，七分养"，由此可见指导患儿家长的科普宣教工作有多么重要。相信本书的出版定能受到众多患儿家长的欢迎，同样，儿童保健工作者，乃至专业的医师也会从书中汲取有用的知识。

上海中医药大学针灸推拿学院

赵　毅

2021 年 11 月 21 日

前　言

　　经过调查显示，小儿腺样体（咽扁桃体）肥大患病率在9.9%~29.9%，有78%以上的家长对此病缺乏了解。此病与鼻炎、鼻窦炎、扁桃体炎等疾病相互影响，鼻腔通气阻力增加导致口呼吸进而引发腺样体面容；仰卧睡眠时，张口呼吸，舌体后坠，阻塞呼吸道，出现睡眠呼吸暂停（obstructive sleep apnea, OSA），睡眠质量不佳，长此以往导致睡眠周期紊乱，进一步影响身高和智力发育。目前严重的腺样体肥大手术切除是临床一线方案，全麻、手术意外和术后复发导致家长有强烈的保守治疗意愿。保守治疗涉及孩子饮食宜忌、衣着、起居、洗漱等方面，可以说和孩子的身体健康息息相关，直接影响疾病转归。上海中医药大学附属曙光医院小儿腺样体专病门诊自2018年建立以来接诊数百名患儿，疗效得到了广大家长的肯定，也逐渐吸引了一批志同道合的人关注这个疾病。在启动性治疗初见成效之后，专病门诊医师就会对家长进行居家养护指导。事实证明，居家养护得当，肿大的腺体产生持续而平缓的萎缩，病情趋于好转、痊愈。反之，居家养护不当，疾病则缠绵难愈。

　　本病患病率较高，目前呈现出低龄化发病趋势，西医建议低龄患儿需待适龄后行手术治疗，等待期可长达1年，甚至更久，与此同时，很多家长对激素药物的使用也存有顾虑，因此会考虑进行保守治疗。但保守治疗的实施困难重重。中医无小儿腺样体肥大这个病名，因此缺乏足够的理论支持与文献可供参考；部分从业人员对本病的严重程度认识不足，对患儿合并其他疾病认识不够全面，可能会因此延误病情；目前从事方药、针刺、推拿、保健按摩等的工作人员往往基于现有的理论和实践经验进行医治，仍未能整合成一个全方位干预方案。

小儿腺样体肥大可涉及五脏、六腑、阴阳、表里、寒热、虚实等方面，在此基础上的辨证论治，对于遣方用药尤其重要。专病门诊以针刺治疗为主，辅以推拿和外用药物，尤其提倡以推拿保健为主进行居家养护。我们基于对"病"和"人"的认识，基于病变产物给人体多脏器系统的影响而制定综合方案。我们抓住OSA这个主要矛盾，将此病定名为鼻窒，将脾胃不和作为基础证型，以肺主气、司呼吸，脾胃为后天之根本为基本理论依据，制定了基础针刺处方。这种基础针刺处方，统一留针20分钟，激活人体经络自我调节功能。由于给低龄患儿针刺难度很大，统一执行基础针刺处方有助于提高工作效率。本处方是不断甄选之后的优化方案，有助于行业内部学术交流和推广。基于本处方的临证加减本书会详细说明，也欢迎同道探讨交流。

本书第一章介绍了腺样体是人体正常的免疫组织，肿大是功能状态，肥大是病理状态；腺样体面容有显性和隐性两种，隐性面容不易为家长察觉，危害更大；脓栓与慢性中毒，有助于家长理解孩子为何会体弱多病；腺样体肥大的诊断不应该仅仅是医师的工作，也是广大家长和保健从业者应该知道的。了解15种小儿腺样体肥大相关病症，可帮助家长全面理解腺样体肥大不仅是一个腺体肿大，而是一个综合疾病群。第二章介绍查体流程、完善检查、联动诊疗体系等。无论是家长还是保健从业者，阅读这部分内容有助于评估病情严重程度。联动诊疗体系的设想是基于家长、医护和保健工作者都不满意的临床现状。诊断不明确，评估不全面，疗效难保证，病情总是反复，所以大家都不满意。既往的工作如果做得不够，可以继续努力，但是联动诊疗体系是一个新的突破口。针刺、穴位埋植、保健按摩流程以及常用中药，是我们专病门诊综合方案的框架。致力于小儿腺样体专病门诊建设的有关单位，可以此为框架，避免走弯路。本病"三分治，七分养"，家长是整个养护体系中最重要的力量。为了让家长胜任此角色，医护人员应该指导家长学习和掌握功法锻炼与康复相关内容，督导孩子居家练习。第三章的居家养护篇并非老生常谈。戴口罩、洗手和洗鼻子等个人防护措施是居家养护方案的重要组成部分。得益于全民普及新型冠状病毒肺炎疫情防护知识，戴口罩和洗手从来没有像现在这样被全社会重视，这为保守疗法治愈腺样体肥大打下了基础。如果再严格执行洗鼻子、漱口和引流等日常养护方案，那么即使堵塞85%以上的患儿也应该保守治疗1~3个月，评估疗效以确定是否接受手术。家长最关心的疗程在本章做了简单介绍，有关针刺、撤针后的注意事项也有相应说明，求助问答可以帮助家长将前面章节知识灵活应用于不同场景中。

　　本书是小儿腺样体专病门诊医师给患儿家长健康宣教的科普读物，也可作为儿科、五官科、针灸推拿科以及社会儿童保健机构的参考读物。书中居家养护经验得益于医师与患儿家长们的密切沟通，承蒙家长反馈而不断丰富和优化。

　　小儿腺样体肥大有很多未知领域需要我们探索研究，由于编著者水平有限，不足之处在所难免，恳请批评指正。

安光辉

2021 年 10 月 18 日

第二章 临床路径篇

第三章　居家养护篇

第四章　疗程记录篇

第五章　出版寄语篇

名词术语

adenoids	腺样体，腺样增殖体，咽扁桃体
adenoids hypertrophy	腺样体肥大
adenotonsillar hypertrophy	腺样体扁桃体肥大
adenoidectomy	腺样体切除术
attention deficit hyperkinetic disorder（ADHD）	注意缺陷多动障碍
CT	电子计算机X射线断层成像
gastroesophageal reflux disease（GERD）	胃食管反流
MRI	磁共振成像
obstructive sleep apnea（OSA）	阻塞性睡眠呼吸暂停
polysomnography（PSG）	多导睡眠图
tonsil	扁桃体，腭扁桃体
tonsillectomy	扁桃体切除术

导　读

为何要写这本书

小儿腺样体肥大的患病率在9.9%~29.9%，一旦确诊，如果不采取规范治疗，3~5年内，孩子的病情会持续发展。家长会面对一系列复杂的情况：例如打呼噜、睡眠呼吸暂停、做噩梦、尿床等；过敏性鼻炎、鼻窦炎、扁桃体炎、中耳炎、咽喉炎、哮喘等；肋骨外翻、胸骨塌陷、身材矮小等；注意力不集中，脾气急躁易怒，学习成绩不理想等。很多孩子一直以普通上呼吸道感染或其他疾病治疗，从未被确诊为腺样体肥大。有些孩子被确诊为腺样体肥大后立即接受手术，术后一些症状持续存在，甚至一段时间后复发。有的孩子家长拒绝手术，带孩子开始了漫长的保守治疗。有些医师或保健工作者缺乏对这个疾病的了解，治疗方案不系统，可能导致贻误治疗时机。自小儿腺样体专病门诊成立4年以来，我们通过询问病史，分析患者的病历，发现上述情况比比皆是。

我们写这本书的初心是希望能够帮助这些患儿父母。他们结束了一天繁重的工作之后回到家里还要养护、教育子女。迁延不愈的疾病，让他们的子女夜间状况百出，全家人整夜不得安睡。面对煎熬中的子女，家长们的意见开始分裂，心急如焚的家长希望一刀了之，却又担心各种术后不良反应；保守治疗的家长又担心拖延日久贻误病情，让孩子变丑、变矮、变笨。久而久之，各种分歧、争吵接踵而至，患儿全家人身心俱疲。很多患儿母亲已经有了焦虑倾向，有的家庭有严重分歧。因此，家长们迫切需要一套行之有效、简便易学，在家中也可以操作的保守治疗方法。7年前，笔者作为专病门诊创始人，志于钻研腺样体肥大相关疾病的治疗，查阅古今中外大量文献资料，请教相关科室专家并结合本人在专病门诊的治疗和咨询服务，提出了一套小儿腺样体肥大治疗的综合方案。在这套方案中，居家养护是取得理想疗效的基石。

　　这本书的内容多是小儿腺样体肥大家长群中讨论的焦点，也是患儿家长们的真实感受。比如，有的年轻家长自己还是"没长大"的孩子，不会哄孩子入睡。给孩子讲故事，她/他会先犯困，孩子睡不着，她/他会发脾气。还有些家长入睡很晚，23点了，孩子和她/他还在玩。还有个别家长抱怨，家里有个不常在家的孩儿爸，一个月不回家，但一旦其回家，孩子就发病。原来是孩儿爸带着孩子去跑步，出汗着凉了，带着孩子去快餐店，喝了大量冷饮，吃了好多冰激凌。孩儿爸出差，就苦了带孩子的母亲和老人，因为孩子可能会出现扁桃体发炎、发热、拉肚子等。也有一些老人养护儿童防护过度，生怕孩子冻着，将孩子裹得里三层外三层，生怕孩子饿着，不停地给孩子喂东西，孩子积食了，发病了，却责怪孩子爸妈照护孩子不细致。

　　家庭成员中有性别差异，个人经历不同，知识文化背景有别。不能说某人对孩子不够关爱，只能说未能从孩子需求出发，没能设身处地为孩子着想。孩子们还小，有的两岁不到（家长就要犹豫是否要手术），懵懵懂懂。他们的现在是我们在塑造，他们的未来事关我们的老年生活，事关国家的未来。

　　书中所述，大都是笔者近年来反复和患儿家长以及学生们沟通、讲解的内容，其实早就有学生和患儿家长建议笔者汇编成书。小儿腺样体肥大对患儿及家人身心有重大影响，有的妈妈坚持保守治疗，但家中无人支持，家庭关系紧张，甚至因之家庭破裂。患儿妈妈一人长期带患儿辗转求医，加之有许多医师对此病缺乏深入的了解，未能及时缓解患儿的疾病。看到孩子长期发病，患儿妈妈寝食难安，出现焦虑、抑郁倾向的不在少数。早些时候，笔者对这些妈妈不够理解，未能感同身受，如今忆及此事，怅恨良久。笔者也邀请这些妈妈参与本书的编写，希望本书能够给她们一些安慰、鼓励和帮助。

　　笔者写本书的另一个目的，那就是自我治愈。在写书的过程中，笔者仿佛穿越时空去找寻幼年的自己，"看着"幼年的自己深受疾病折磨，十分心痛。幼年的我就是一个资深患者，常年鼻塞、流黄鼻涕、耳鸣、睡觉打呼噜、做噩梦、嗜睡。发作鼻窦炎时，我总觉得有鼻涕流到嘴巴里，因知道随地吐痰不好，我只能咽到肚子里，觉得很恶心，久而久之伤及肠胃。鼻塞的时候，我恨不得用尽全身力气使劲儿把鼻子里堵着的东西喷出来，弄得耳朵嗡嗡作响，晚上睡觉的时候总能听到电流或蝉鸣声。我睡觉打呼噜，还经常做噩梦，现在想起来，那其实就是OSA，乃由于大脑缺氧而产生令人害怕、伤心和恐惧的梦境。小学、中学时，我很长一段时期都嗜睡，下午躺在床上睡觉，会睡很久，起来后依然没有精神。大学时我打呼噜更严重，吵得舍友都无法入睡。我尽量晚一点入睡，等大家先睡着；可我刚睡着，呼噜声就吵醒大家。每当季节变换，我总是第一个感冒，其实那是鼻窦炎发作，发病时我会浑身发冷，可当时不知道腺样体为何物。笔者写这本书的时候，这些痛苦的经历就像电影一幕幕重现。重忆那段时光是痛苦的，但也促使笔者心智成长。

临床上当小儿腺样体肥大患儿经笔者治疗后，其症状缓解或者治愈时，患儿父母的喜悦之情溢于言表，对笔者由衷地表示感激。笔者也希望孩子们能够看到这本书，让他们知道我们很关心他们，希望他们不要害怕、不要害羞，要积极主动治疗，希望他们健康、快乐、自信地成长。

安光辉

2021年10月

第一章

认知篇

- 基础知识
- 诊断腺样体肥大
- 小儿腺样体肥大相关病症

第一节 基础知识

一、腺样体

腺样体（adenoids），也称为咽扁桃体，是位于鼻咽顶壁与后壁交界处的一团淋巴组织。这个淋巴组织和扁桃体一样，是人体的免疫器官，只不过它被软腭挡住了（见图1-1）。有些孩子腺样体过度肿大，可以从悬雍垂边缘看到，戴上手套按压软腭会感到有一个像棉花糖一样的组织。随着解剖学的发展，研究者在研究鼻腔–咽鼓管–中耳关系时才开始认识它，要检测到该部位需要借助特殊的器械和方法，因此历史上对这个器官的发现相当晚。腺样体外形似半个剥了皮的橘子，表面不平，且有5~6条纵行槽，中间的槽最深，形成中央隐窝。在其下端有一个凹陷，是胚胎期颅颊囊残余的凹陷，临床上称为咽囊，此处易残留细菌。咽囊有炎症时称咽囊炎。腺样体的纵槽中有大量黏液腺的开口，其黏液有清洁沟槽的作用。腺样体与咽壁之间无纤维组织包膜，手术界限难以把握：若切除过小，则无法缓解腺样体对周围组织的压迫；若切除过大，又容易损伤周围组织结构，破坏其功能。

腺样体与生俱来，随身体的生长发育而逐渐增大，亦有因腺样体肿大而致呼吸困难的新生婴儿。一般来说，2~10岁为腺样体生理性增生期，6岁左右体积最大，10岁后逐渐萎

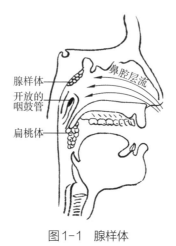

图1-1　腺样体

缩，青春期前逐渐消失。一般急性炎症期腺样体肿大，当急性炎症消退时，腺样体随之恢复至原来的大小。若因某种原因，腺样体持续肿大，影响邻近器官及身体健康，称为腺样体肥大。

　　文献报道低龄患儿手术切除仍有20%以上的复发率。临床发现，有鼻腔病患的部分成年人其腺样体并未随年龄增长而消失，追溯病史，发现鼻腔疾病史越久，病情越严重，残留腺样体则越大。

　　随着检测技术的进步，越来越多的低龄儿童被诊断为腺样体肥大，4岁以下腺样体增生占鼻咽腔宽度2/3的患儿已占门诊就诊人员的50%。目前专病门诊收治的患儿中最低龄者为25个月。我们团队做过一次社区调研，结果显示有78%以上的社区居民不知此病。其实，很多医师对此病也未给予足够重视，有些孩子是腺样体肥大，却一直以咳嗽、感冒之名进行治疗。

总之，由于腺样体位置隐蔽，其发病极易和感冒、咳嗽、过敏性鼻炎、哮喘同时发生，导致未能及时确诊，慢慢发展，直至孩子出现不可逆的面容改变，同时生长发育受到不同程度影响。我们呼吁加大对腺样体肥大的科普力度，让更多人认识此病，希望本书能够发挥相应的作用。

二、肿大与肥大

扁桃体发炎一般表现为红、肿、热、痛和吞咽困难。腺样体又叫咽扁桃体，从功能特性上说和扁桃体是一家子，都是淋巴器官，从解剖位置上说，二者距离很近，由韦氏淋巴环连接。他们的肿大是相似的，等到急性炎症发作过后，肿大就会慢慢缩小。但是如果炎症持续存在，病原微生物在此处增殖，就会刺激腺体持续肿胀，时间久了就会由功能性肿胀变为器质性肿大，也就是常说的腺样体肥大。腺样体一旦肥大，就难以恢复为原来的状态。

如何区分肿大和肥大？肿大是可以缩小回去的，肥大是不能缩小回去的；肿大一般是功能性的，肥大一般是病理性的。一般来说，肿大时间较短，肥大往往时间较长。腺样体长期肿胀，超过鼻咽腔宽度2/3以上，引起相应的临床症状，就是病理性肥大了（见图1–2）。

三、腺样体面容

当腺样体肥大而堵住后鼻孔，患儿因鼻塞而张口呼吸，将会引起口腔、鼻腔和胸部的变化。在口腔方面，上腭高拱是

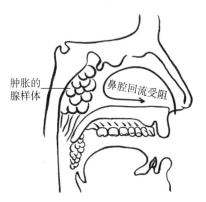

图1-2　腺样体肥大

非常显著的，因此会导致牙齿排列不齐，上切牙向前凸出，上嘴唇也会变厚、卷缩，鼻翼肌发育不良，面部表情不丰富，这就是"腺样体面容"（见图1-3、图1-4、图1-5、图1-6）。

　　显性腺样体面容：下眼胞有黑眼圈或有类似皮下瘀血的淡蓝色。鼻唇沟变深变短，上唇卷曲，下颌短小。嘴巴习惯性张开，露出门牙及牙龈。侧面显示上下唇不能对齐。

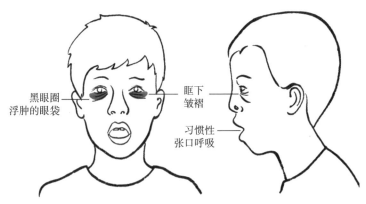

图1-3　腺样体面容正侧位图

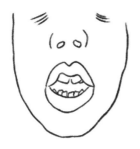

图1-4　门牙旋转缝隙变大

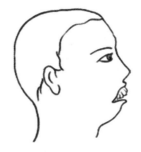

图1-5　张口、卷唇、露牙龈

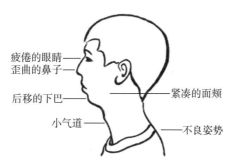

图1-6　隐匿性腺样体面容

隐匿性腺样体面容（见图1-6）：疲倦的眼睛，歪曲的鼻子，后移的下巴，看上去面颊比较紧凑，此外由于呼吸费力，孩子可能习惯性头颈前倾。

四、脓栓与慢性中毒

腺样体肥大是腺样体慢性炎症持续存在的一种状态。腺样体会产生很多炎性分泌物，水分流失就会使积液浓缩形成脓栓。这些脓栓不同于鼻腔里的鼻涕，由于腺样体处于鼻咽上方，很难通过擤鼻子动作排出。孩子往往养成用力吸鼻子的习惯，发出"eng--""eng--"的声音。

脓性分泌物随着用力吸溜的动作而往下流，若卡在咽喉，就会导致咽痒咳嗽；若卡在声门影响声带振动，就会导致说话声音嘶哑或发音困难；若随吞咽进入消化道，部分患者可出现消化不良、头痛、多动、四肢乏力、疲劳或低热等慢性中毒症状。腺样体表面附着脓栓导致其自身体积增大，使得鼻塞进一步加剧。由于这种鼻塞根本原因不在于鼻黏膜充血肿胀，所以长期使用缩血管药物疗效不佳，且对鼻黏膜也有伤害。

这些脓性分泌物导致的咳嗽具有以下特点：

1. 时间规律

患儿咳嗽可能早晨刚起床较多见，上午和下午较少，晚上仰卧睡觉又会出现。

2. 痰液性状

由于患儿并非肺里有痰，所以尽管努力咳嗽，可能没有痰液咳出来。只有较长时间咳嗽才会有黏稠的痰块出来。也有很多孩子，由于未能咳出痰，会吐出一些口水，个别孩子可能表现为口水较多。

3. 咳嗽声音

咳嗽声不大，频率较低，时断时续，类似咽喉炎的表现。咳嗽时伴有清嗓子动作，发出拉长的"eng--""eng--"的声音，若干次后才会有几声咳嗽。

这些炎性分泌物或脓栓对人体的危害是客观存在的，且持续影响孩子的身体健康。由于较难被察觉，往往导致孩子就诊时被误诊；也导致孩子在家里或在学校被误解，经常遭到批评。很多患儿长期辗转于各医疗机构和保健场所，因未能明确诊断，导致疗效欠佳，实在令人扼腕叹息。这种脓栓会让孩子呈现营养不良状态，身材矮小，瘦弱多病，单纯补充各种营养品，很难取得明显效果。

深度洗鼻和仰头漱口能清洗鼻腔、腺样体、咽喉部，可有效冲洗或稀释这些炎性分泌物，从而使其能顺利排出体外（参见"洗鼻子"章节）。

第二节　诊断腺样体肥大

腺样体肥大患病率比较高，误诊率也很高，需要早发现、早确诊、早治疗，以免延误治疗时机，避免形成不可逆的改变。早发现的方法有居家检查和医师检查两种。

一、居家检查

1. 直接观察

直接观察要求家长主要看孩子有没有黑眼圈（参见"腺样体面容"章节）。腺样体肥大的孩子一般都有下眼胞浮肿且颜色较深。

2. 拍照片

建议家长用手机在自然光源下拍正面照和侧面照（参见"腺样体面容"章节），务必关闭美颜功能。家长发现的异常情况以电子版的形式记录下来，可以前后对比，也可以发给医师评估。腺样体肥大的孩子要强调抓拍或者在孩子自然放松状态下拍照。如果发现孩子多张照片张口呼吸，上唇卷缩，露出牙龈，就可以怀疑孩子有腺样体肥大相关疾病，应进一步到专科门诊接受检查。

3. 录视频

家长可以用手机录制较短的视频，这种方法可以记录孩子睡觉张口呼吸的样子、打呼噜的声音、鼻息的气流声、憋气时间的长短。若拍摄了整晚的视频，就能借此评估孩子的睡眠质量，有无做噩梦，有无翻滚、哭闹、口吐白沫、磨牙等现象。

4.测口鼻呼吸

取边长不小于鼻翼宽度的小方镜，以一边中点贴紧上唇，镜面朝向两鼻孔，观察正对两鼻孔镜面上的水汽。如果孩子有鼻呼吸，小镜子上会有水汽凝结。如果孩子没有感冒，却长期张口睡觉，那么就应该怀疑孩子已经养成用口呼吸的习惯了，可能有腺样体肥大相关疾病。

二、医师检查

1.鼻腔纤维镜

鼻腔纤维镜是一种无辐射危害的检测手段。它是一种软性光导纤维，末端有细小摄像头，它可用于检查喉部和鼻咽部。其外形比较纤细，纤维镜所到之处，病变状况在显示屏上一目了然，十分清晰。显示的图像可输入电脑作为资料储存起来，还可通过打印机打印出来。通过鼻腔纤维镜可以看清鼻甲颜色及肿胀程度，能看到鼻道分泌物，推测是否有鼻窦炎，可以看到腺样体大小、颜色和邻近组织的位置关系，向下还能看到喉部情况。

由于此方法难免对鼻腔黏膜造成一定程度的刺激，且部分患儿可能难以配合甚至完全抗拒，此时可考虑放射影像检测方法。

2.X射线

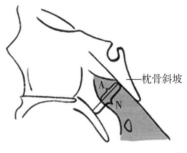

图1-7　A/N比值图

腺样体肥大程度可以通过腺样体厚度(A)、后气道间隙（PAS）和A/N比值评估（见图1-7）。A/N比值测量是目前临床上最常用的一种方法，能较好地反映腺样体大小及腺样体阻塞鼻咽腔气道的程度。限于篇幅及受众的不同，我们仅就A/N比值测量做简单介绍。

鼻咽侧位片主要用于测量腺样体的厚度A和鼻咽腔的宽度N，用A/N反映腺样体在鼻咽腔侧位宽度所占的大小。A为腺样体最突点至枕骨斜坡颅骨外侧面的垂直距离，为腺样体厚度；N为腺样体最凸部鼻咽腔的宽度，即垂线的反向延长线与硬腭后端或软腭前中部上缘的交点和枕骨斜坡颅外面切线的垂直距离。国外研究学者做过1.5个月至15岁儿童腺样体A/N比值调查，结果为：腺样体在5岁时最大（A/N平均值为0.588)，6～12岁时其大小约为鼻咽腔的1/2，以后逐渐萎缩，15岁达成人大小，约占鼻咽腔的1/3。

由于X射线辐射量小，各级医疗机构基本上均使用X射线检测设备，且检测费用低廉，一般作为常规放射影像检测法。此外，很多孩子腺样体肥大并不显著，但是感冒、咳嗽、哮喘、中耳炎等反复发作，医师可以通过CT或MRI进一步明确诊断。

2.CT/MRI

CT或MRI相对于X射线有更高的分辨率，可以做断层扫描成像，能够看到更多精细结构。CT辐射量比X射线大，但是具有成像速度快、获得信息全的优点，可以在较短时间内迅速完成对孩子的扫描，能够得到较高质量的影像资料。MRI的优势是辐射比较小，但患儿可能很难忍受检查时机器发出的噪声，由于成像需要较长时间，患儿在密闭且强噪声舱体内保持长时间不动也很难做到，而一旦身体移动就会影响成像质量。

CT/MRI不仅可以评估腺样体的肿大程度（见图1-8），还能看到肿大的腺样体是否压迫咽鼓管，有无中耳积液，有无乳突炎等。此外，一次检查还能评估鼻甲肥大、鼻中隔偏曲、鼻窦黏膜和窦腔积液量的多少，也能评估隐匿性扁桃体的肿大程度。总之，一次成像能够提供大量有价值的信息，帮助医师制定相应治疗方案，有助于预判疗效。医务工作者必须和家长沟通，让家长知晓影像检查对全面诊断的重要性。即使是保健按摩工作者也应该重视追问儿童有无CT或MRI报告，知道孩子身体的综合情况，可以避免过于盲目自信。

三、肿大参数的解析

A/N比值：0.50～0.60为正常；0.61～0.70为中度肥大；0.71～0.80为病理性肥大；0.81以上为显著肥大。考虑到儿童在

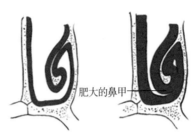

肥大的鼻甲————

图1-8 肿大的鼻甲

2~12岁期间腺样体有生理性肥大，因地域、年龄、个体差异，以上各组标准稍有差别。

目前临床诊断标准大都以A/N比值为参照依据。我们专病门诊评估肿大程度以A/N值≤0.66为正常；0.66<A/N值≤0.75为轻度肥大，0.75<A/N比值≤0.85为中度肥大，A/N比值>0.85者为重度肥大。我们门诊发现，有些孩子急性发病，腺样体A/N值在0.9以上，经过系统治疗能迅速缓解，A/N比值可以缩小到0.66以下。专病门诊治疗数十例鼻腔纤维镜显示腺样体近乎阻塞整个后鼻孔，经过1～3个月的治疗也能缩小至0.7以下。

笔者近几年门诊发现，A/N比值难以反映术后复发腺样体肥大患者的阻塞程度。手术切除主要是将腺样体隆起最高点割除或消融，在接近圆枕部位手术需要非常谨慎。专病门诊推荐术后随访的患者做CT或者MRI，如果是两侧A/N比值大于或等于中间点A/N比值，只要比值大于0.7就提示腺样体肥大复发且较为严重。如果不得已进行二次手术，我们建议在手术准备期和手术后较长时期内采用中西医结合的方法进行综合治疗。

第三节　小儿腺样体肥大相关病症

上呼吸道感染和腺样体肥大关系密切，腺样体肥大一旦形成，就会对呼吸、消化、神经、泌尿等系统产生影响。由于小儿抵抗力较弱，治疗不及时，或治疗方案不系统，导致患儿反复发病，严重者可影响患儿身体生长发育，带来不可估量的伤害。因此，我们有必要重新认识小儿腺样体肥大相关疾病。

一、过敏性鼻炎

若孩子早晨起来就喷嚏不停、鼻涕不止，常伴眼睛、鼻子瘙痒，孩子可能会不停揉搓。我们就应该怀疑孩子得了过敏性鼻炎（allergic rhinitis，AR），西医也称之为变态反应性鼻炎，中医称之为鼻鼽（qiú）。过敏性鼻炎与很多疾病的发生、发展有密切关系。

专病门诊的过敏性体质患者占总门诊人数的80%以上，很多家长会问为什么过敏的孩子越来越多。我们尝试和家长解释沟通：环境污染，环境过度杀菌消毒，抗生素、激素过度使用，食品添加剂，饮食富营养化（多油、多糖），不均衡性营养不良，缺乏日光下运动，室内装修污染等都有可能导致本病。结合这些原因，专病门诊宜制定相应对策。

过敏性鼻炎只是较明显的变态反应之一，此外还有过敏性鼻窦炎、过敏性哮喘、过敏性扁桃体肥大，湿疹、结膜炎、结肠炎等疾病都和变态反应有关。

二、阻塞性睡眠呼吸暂停

孩子睡觉打呼噜，有的家长可能会注意到，呼噜声突然停了，此时胸腹部起伏不止，而口鼻却没有气流进出，这就是阻塞性睡眠呼吸暂停（obstructive sleep apnea，OSA），也就是窒息或者憋气现象。睡觉打呼噜，中医称为鼾证。很多人认为打呼噜是睡得香，人们也认为挨枕头或躺下就能入睡是好事。由于家长忙于工作，身心疲劳，在安顿好孩子之后，自己也倒头就睡。很多家长本身也打呼噜或者是OSA患者，所以儿童OSA很难被察觉，直至孩子体质下降，反复发病，出现面容改变，辗转多家医院之后才被确诊。

OSA发生时，大脑因缺氧刺激往往会做噩梦，孩子易惊醒、哭闹，难以入睡。窒息频繁发生，会影响睡眠质量，导致翌日嗜睡、注意力不集中。OSA会影响身高和智力发育，严重时还会导致心肺疾病，包括体循环高血压、左心室和右心室功能不全，以及肺源性心脏病。通常OSA与腺样体肥大、扁桃体肥大、鼻窦炎、过敏性鼻炎有密切关系。笔者在门诊发现，有些孩子鼻腔通气阻力尚可，但OSA却很严重，这可能和呼吸道肌张力、口面骨骼结构有关。

口颌矫正、肌肉康复训练干预OSA值得中医借鉴和学习，以针刺、推拿、功法干预OSA是充满挑战和机遇的研究课题，也值得广大家长和保健按摩工作者重视。

三、鼻窦炎

鼻腔旁边有很多空腔，有上颌窦、筛窦、额窦、蝶窦，统称鼻窦，各鼻窦在胚胎第4个月时出现，在出生后逐渐扩大。这些空腔有加温、加湿、共鸣等功能（见图1-9）。由于鼻腔与鼻窦黏膜是接续的，鼻窦可能被鼻咽部的病毒和细菌感染而发生鼻窦炎。筛窦形态不同和扩大成形时机有早有晚，导致不同年龄鼻窦炎有相应的特点。

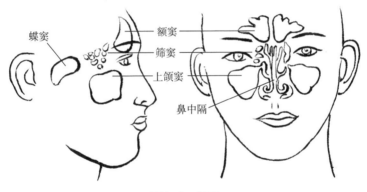

图1-9 鼻窦

筛窦出生即有，慢性筛窦炎对嗅觉影响较大，会引发嗅觉减退。筛窦炎导致的头痛一般较轻，但形式多样，可涉及目内眦（内眼角）、鼻根深部、额头、枕部、眼球后方和颞部，一般为晨起重，午后转轻。

上颌窦在4岁左右发育成形，其开口朝上，不易引流，这种鼻窦炎一般多发且难愈。患者常感头昏、头痛，记忆力减退，思想不能集中。慢性上颌窦炎和慢性筛窦炎往往并发。

额窦开口朝下，引流方便，出生时尚未成形，很长一段时期缓慢发育，学龄前期及学龄期（5~9岁）腔体快速发育。额窦炎和其他鼻窦炎往往并存，疼痛以额头痛、眉棱骨痛为特点。儿童额窦炎可导致颜面发育呈现眉棱骨突出现象。

蝶窦发育较晚，3岁起生长较快，4岁时才真正深入蝶骨体内，但是其毗邻结构是视交叉和垂体。其中垂体是人体最重要的内分泌腺，分泌多种激素，如生长激素、催乳素、促甲状腺激素、促性腺激素、促肾上腺皮质激素、催产素等，还能够贮藏并释放下丘脑分泌的抗利尿激素。蝶窦炎可表现为头痛或眼部胀痛，有时伴有恶心、呕吐等症状，由于缺乏特异性症状，诊断存在一定困难。蝶窦炎常与筛窦炎同时发生，若慢性化脓性鼻窦炎已波及蝶窦，往往意味着形成全组鼻窦炎，病势缠绵难愈。

鼻窦炎确诊一般就意味着终身伴随，很难根治。体质较差的人在劳累、营养不良时就会发作。过敏性鼻炎和鼻窦炎往往同时存在，长期OSA患者由于身体抵抗力较弱导致鼻窦炎频繁发生。窦腔里面的分泌物会随液体流动扩散，波及口腔、咽喉、气管等，引发相应疾病。这些分泌物被吞咽入胃肠道，可引发胃肠道功能不良。

腺样体肿胀阻塞后鼻孔，孩子会因鼻呼吸受阻而张口呼吸，鼻道没有空气流动会严重影响鼻腔和鼻窦自我清洁能力，导致鼻窦炎长期发作，迁延难愈。蝶窦、筛窦、额窦和腺样体位置非常接近，这些窦腔分泌出来的炎性分泌物长期浸渍腺样体，也加重其肿胀。

控制过敏反应，促进良好的睡眠，明确哪组窦腔有炎症、积液多少，掌握冲洗鼻腔和体位引流法对于疾病转归有重要意义。

四、中耳炎

腺样体和咽鼓管位置较近，肿大的腺样体压迫咽鼓管，炎症沿咽鼓管蔓延而引发中耳炎，因此治疗腺样体肥大对于控制中耳炎有重要意义。

发热、耳朵胀痛、流脓，家长会立刻带孩子就医，此时能快速确诊中耳炎（otitis media，OM），诊疗得当会很快痊愈。

有些孩子经常拉扯耳朵，玩手机喜欢把音量调得很吵，对家长呼唤充耳不闻，家长往往抱怨孩子沉迷游戏和动画，可能孩子并非不听话，而是没听到。有些家长认为孩子听不到是外耳道被耵聍（耳屎）塞满的缘故，可是清理外耳道后再做听力测试依然异常。在我们门诊约有20%的患儿有此情况。

听力下降影响声乐和语言学习，错过听力发育、语言学习的黄金期，将遗憾终身。我们提醒家长必须警惕这种与腺样体肥大相关的听力异常。因此，腺样体肥大一旦确诊，必须定期去做听力评估。

五、哮喘

哮喘是很多国家最常见的儿童慢性病之一，患病率为1%～18%。一旦确诊，往往要长期用药。"沙丁胺醇"和"孟鲁斯特钠"联合用药是临床常用方案之一。大部分孩子的哮喘可随年龄增长而消失，可能并不需要终生用药。

众所周知，喘息伴哮鸣音是儿童哮喘发作的标志，但很多家长却忽视了咳嗽也是儿童哮喘最常见的症状之一。如果孩子每逢换季即反复咳嗽；特定条件下（如冷空气、运动、大笑、大哭或接触过敏原）也引发咳嗽，咳嗽持续3周以上甚至更长，这类咳嗽可能是哮喘的表现。按咳嗽治疗，会延误病情，导致哮喘迁延不愈；按哮喘治疗，这类咳嗽则很快得到控制。

睡眠呼吸障碍会导致严重哮喘的风险增加。有大型观察性研究发现，在腺样体、扁桃体切除术后，哮喘控制情况可改善。但也有研究结果并未显示切除术后儿童哮喘的严重程度有所降低。也有专家提出腺样体、扁桃体是人体的免疫器官，应该保守治疗，尽量避免切除。无论如何，控制腺样体肥大及相关疾病对哮喘是有积极意义的。

六、咳嗽

很多人对咳嗽的理解存在一定的误区，其实有些咳嗽是哮喘的前兆或者是某种类型哮喘的主要症状，按哮喘治疗可以有效控制咳嗽。有些咳嗽是孩子咽喉部受刺激引发的反射性咳嗽，尽管咳得比较厉害，却没有痰咳出来。夜间持续咳嗽，会影响孩子的睡眠。无效且非常用力地咳嗽会引起声带水肿，导致发声出现异常。

有些咳嗽是鼻后滴漏的炎性分泌物刺激咽喉导致的。这些分泌物的量并不大，源源不断地流到咽喉里，咳嗽不剧烈，常"eng--""eng--"不止。分泌物根据性质可以分为两种：

一种是稀薄的，轻轻吸溜一下即可送到口腔，吐出或咽下；另一种是黏稠的，反复吸溜也无法清除，自觉在嗓子，却无法咳出，也咽不下去。这两种咳嗽活动可能会被家长误认为是多动，或不良习惯。这类孩子常被误解、被批评，内心产生很强的挫折感，身心健康受到影响。

七、结膜炎与黑眼圈

如果孩子眼睛经常出现红血丝，眯着眼睛看东西，喜欢揉眼睛，不喜欢强光下户外运动，我们就应该怀疑孩子有过敏性结膜炎或其他视力问题。然而我们更担心的是：多数家长认为这是孩子的不良习惯，常采用惩戒措施进行干预。

如果孩子下眼胞比较大，并且颜色比较深，发蓝或者发黑，就像成人长期熬夜加班有黑眼圈（见图1-3）一样，我们怀疑孩子是过敏体质或睡眠质量不好（可能发生阻塞性睡眠呼吸暂停）。

在上述情况下，家长应该带孩子同时找眼科、耳鼻喉科和小儿腺样体专科医师就诊。单纯确诊眼睛疾病而忽视腺样体肥大是很多孩子的共同经历，希望看到此书的家长要把腺样体肥大、过敏性鼻炎、OSA和弱视要放在一起诊断并进行系统治疗。

八、头痛

头痛是很多疾病的症状之一，孩子抱怨头痛，家长会第一时间带孩子就诊。接诊医师会排除外伤，确认有无炎症。由于孩子小，表达不清楚，我们要注意观察孩子会不会用手指按揉头部或用拳头捶打额头及其他部位。有相当多的孩子身体处于慢性炎症状态，个别鼻窦黏膜轻微改变，炎性分泌物并不多，孩子疼痛并不剧烈，有时一个冰激凌、一个动画片就能让孩子忘记疼痛。目前我们初步发现约50%以上的专病门诊患者有鼻窦炎，专病门诊已经把CT和血常规作为一种常规的筛查方法。不同部位的头痛提示有相应鼻窦发炎（参见"鼻窦炎"章节）。

严重OSA患者也会头痛，通常为双侧额部的挤压样疼痛，这种头痛可能在晨醒后持续数小时，头痛通常每日出现或在一周内的大部分日子出现。头痛的原因尚不明确，其机制包括高碳酸血症、血管扩张、颅内压增高和睡眠质量受损等。

一般来说，鼻子通气了，睡眠改善了，头痛就会明显缓解，如果未能缓解，就需要排查鼻窦炎或者其他疾病。

九、咽喉炎

儿童很少单独患咽喉炎，一般将其作为急性上呼吸道感染的一部分，咽喉炎会随着急性炎症好转而消失。干燥、高温、粉尘或有害气体刺激（洁厕宝、杀菌原液）可以引发慢性咽炎。慢性咽炎也是全身疾病的局部表现。血常规显示很多腺样体肥大的孩子身体呈慢性炎症，并且营养不良。有一部分孩子有咽喉部症状，主要表现为说话声音沙哑，哭闹或大声叫喊之后加重。喉镜观察到声带解剖结构正常，这些孩子的咽喉炎，常规用药效果并不理想。

腺样体肥大的孩子咽喉炎比较难治。我们经常感慨，如果早发现、早治疗，病情就不会拖延到这么严重。有些家长可能误认为这是倒仓（倒嗓子），这个想法是错误的。倒仓是青春期"变声"的过程，过渡不好，嗓子就"废"了。腺样体肥大的孩子年龄大都为2～8岁，这个时期尚未倒仓。未来发生倒仓也不会对音色、音质有多少改善。我们还是希望能控制过敏症状，改善睡眠质量，增强体质，控制慢性炎症状态，通过针刺和嚼化利咽解毒丸，缓解咽喉炎症，改善发音品质。

十、胃食管反流

晚上睡觉时一股酸水从胃向上涌，这股酸水是胃、十二指肠内容物，有较强的腐蚀性，会灼伤食管、口腔、鼻咽腔，引发相应疾病，这就是胃食管反流（gastroesophageal reflux disease, GERD）。有相当多的孩子有这种经历，家长却不知道或不以为然。在专病门诊，我们会询问孩子是否有频繁吐奶的经历，是否嗳气或打饱嗝。我们希望明确孩子是否有胃食管反流。

有文献研究提示胃食管反流与咽喉炎、扁桃体炎、腺样体肥大等疾病有密切关系。胃内容物反流入气道，这些酸性物质会刺激气道黏膜，使得呼吸道平滑肌强烈痉挛并分泌大量黏液组织，导致严重的咳嗽、吸入性肺炎、支气管扩张、呼吸困难或哮喘发作。反流物至咽喉部，胃酸刺激咽喉部引起咽喉黏膜充血水肿以及产生肉芽肿的新生物，导致产生咽喉炎、喉痉挛、声带炎、中耳炎等问题。有的患者可表现为胸痛、心律失常。成年人胃食管反流会诱发心绞痛甚至心肌梗死。反流物进一步向上涌，可灼伤腺样体、鼻道黏膜，使抵抗病毒和细菌感染的黏液毯受到破坏，黏膜出现炎症反应，腺样体肿胀，鼻窦口闭合，鼻甲肿胀，日久导致鼻道气流阻力增大，张口呼吸，睡觉打呼噜或发生阻塞性睡眠呼吸暂停。阻塞性睡眠呼吸暂停发生时，膈肌努力收缩，胸腔负压增大，食管上口贲门括约肌松弛，加上睡眠时体位不当，容易引发胃食管反流。若这种恶性循环模式不断加剧，则最终发展为慢性鼻炎、鼻甲肥大、腺样体肥大、鼻窦炎、扁桃体炎、咽喉炎等。

胃食管反流是小儿腺样体肥大相关疾病中最容易被家长忽视的，也是很多疾病的初始致病因素。明确诊断是正确治疗的第一步，也是最为关键的内容之一。

十一、便秘

腺样体肥大的孩子便秘发生率较高，家长抱怨孩子挑食，不喜欢吃蔬菜，膳食纤维摄入较少，孩子会出现排便困难。孩子挑食可能和鼻塞有关，由于鼻塞导致孩子张口呼吸。口腔承担着咀嚼、生成唾液、食物搅拌、呼吸、吞咽、说话等功能。口呼吸的孩子由于口腔需要承担呼吸的任务，闭口咀嚼受到影响，孩子喜欢吃软的食物，不喜欢吃蔬菜等富含粗纤维的食物，如果留意观察，哪怕是吃肉、蛋、鱼虾也是咀嚼不够就吞咽入胃。因此，这样的孩子容易发生便秘。

中医称肛门为魄门，"魄门亦为五脏使，水谷不得久藏"。

夫胆、胃、大肠、小肠、三焦、膀胱属于六腑，六腑应该保持"传化物而不藏，实而不能满"的状态。五脏与六腑相为表里，如肺与大肠，手太阴肺经络大肠，手阳明经络肺，大肠的传导功能能依赖于肺气的清肃下降，肺气清肃下降，大肠之气亦随之而降以发挥传导之功，从而糟粕能下。肺失清肃，则可导致大便秘结。《医经精义》指出："理大便需调肺气也。"反之，大肠之气通降，肺气才能维持其宣降之性。有便秘的孩子火气比较大，容易口臭，也容易得上呼吸道感染，上呼吸道感染引发鼻塞、哮喘发作，加重阻塞性睡眠呼吸暂停，入睡频发窒息，导致噩梦，孩子表现为惊恐害怕，魂不守舍。中医很早就注意到了这些联系。

有很多家长在孩子便秘时会选择使用开塞露，还有些家长会给孩子使用益生菌。我们专病门诊发现：疏通鼻窍，促进鼻呼吸，改善饮食结构，加强口腔咀嚼功能，便秘和上呼吸道感染之间的恶性循环就会得到改善。我们鼓励家长给孩子推拿，擦迎香是居家保健常规之一，大黄泡水可以服用1～3天，民间偏方将军蛋，可以连用3～5天。具体参见保健推拿和中药章节。

十二、遗尿

遗尿是指小儿在熟睡时不自主排尿，又称尿床。一般来说，儿童神经发育尚未健全，4岁时大约还有20%的孩子尿床。家长此时一般都不会重视。如果孩子到10岁时还尿床，家长会为此焦虑，孩子也承受较大的心理压力。小儿腺样体肥大的患者尿床的发生概率较高。

如果孩子白天尿急、尿频，甚至刚喝水不久就撒尿，尽管孩子年龄很小也需要引起重视。我们强烈建议带孩子到耳鼻喉科或小儿腺样体专科接受检查。尿床与儿童睡眠和觉醒功能有关，也和鼻塞导致的夜间血氧饱和度下降有密切关系。血氧饱和度的下降可导致肾小球滤过量增加，出现夜尿增多，还可影响患儿的排尿神经反射弧，引发夜间遗尿。

此外临床还有一种名为膀胱和肠道功能障碍的小儿疾病，表现为尿急、尿频、尿失禁和尿路感染的相关症状，同时伴有便秘和（或）大便失禁。此时西医大夫可能会开抗生素。很多中医大夫往往陷于常规思路，以补肾、益气、缩尿之法施于患儿之身，虽有患儿服药长达数月，然效果差强人意，若能在治疗中酌加宣通鼻窍、补益肺气，采用朱丹溪的"提壶揭盖"之法，并适当应用抗过敏疗法，则疗效会显著提升。

专病门诊对抗生素使用是非常谨慎的，我们也不主张长期口服中药。有些长期服用中药的门诊患儿肌酐和碱性磷酸酶异常，因此，我们建议长期服用中药和西药的孩子半年检测一次肝肾功能。

十三、心脏病

有家长纳闷：为什么孩子睡梦中会突然坐起来哇哇大哭？有些孩子也会用语言描述梦境，还会表达自己心跳加快、胸部憋得慌的感受。孩子偶尔夜间异常，白天如同常人，可能会被家长忽视，即使心内科或儿科医师也不一定检查出器质性异常。

小儿OSA引发的心脏功能异常，其发生、发展、发作往往都是在夜间，呈现循序渐进的特点。未经治疗的OSA对心血管系统有一定影响，可引发肺源性心脏病、右心室或左心室功能不全以及高血压。

夜间OSA引发的心脏异常可以表现为心率异常、心电图异常、血氧饱和度异常，都可以被多导睡眠图（PSG）记录下来。由于家长对相关医学知识缺乏了解，会导致延误治疗时机。就全球范围而言，很多医师对此病也是知之甚少。广大家长很难明白鼻塞需要住院一晚检测心肺功能，专病门诊医师需要花相当多的时间和精力给家长科普PSG。

十四、胸廓畸形

小儿腺样体肥大不但会引起面容改变，还会引发其他体征改变。这些体征的改变因有衣服遮盖，容易被家长忽视，其中较常见的就是胸廓畸形，可表现为肋间隙增大、肋骨外翻、胸骨塌陷等。

由于腺样体肥大及相关疾病导致睡眠时气道阻力增加甚至气道塌陷，此时膈肌还在努力工作，胸腔出现负压，由于孩子肋软骨相对肋弓较软，不能抵抗大气给胸廓的压力，胸骨像漏斗一样塌陷下去。查体要求孩子两臂平举向两侧张开，让孩子暴露胸部，嘱孩子用力吸气，此时往往可以看到胸廓变大，肋弓上方肋骨有凹陷，感觉肋骨向上向外翻起来（见图1-10）。

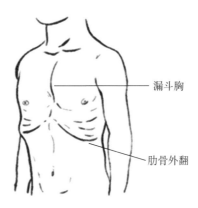

漏斗胸

肋骨外翻

图1-10　肋骨外翻、漏斗胸

漏斗胸、肋骨外翻的人，呼吸浅且快，心率增加，交感神经过度激活，容易让人处于焦虑和紧张的状态，还会影响睡眠、食欲和消化吸收功能。肋骨外翻如果不能得到及时的纠正可能会引发颈肩痛或腰背痛。如果发现不及时，出现严重的变形，后期需要手术矫正。及早发现，明确病因，改善呼吸通气状态，胸廓畸形一般不会再恶化下去。若是轻度的胸廓畸形，如果综合评估，系统治疗，加强营养和运动锻炼，并接受相应的康复训练，也可以矫正。

十五、多动症

多动症是儿童期最常见的一类心理行为障碍，医学术语为注意缺陷多动障碍（ADHD)。孩子表现为注意力不集中、不持久，行为多动和冲动难以控制，情绪易激惹。多动症是儿童期最常见的行为障碍，同时也是一种严重的神经精神疾病。

ADHD患者到专病门诊就医，我们会非常谨慎地和家长讨论此病，轻易给孩子贴上这个标签，是不负责任的。目前门诊发现约有10%的孩子有挤眉、弄眼、抓耳、揉鼻等小动作，个别孩子会频繁地清嗓子，甚至伸颈、仰头、抬肩，用很大力气想把喉咙里的东西吐出来，有的孩子会不停地吐口水。老师会批评这些孩子小动作太多，家长也为孩子多动而头痛。专病门诊CT检查发现这些孩子往往腺样体肥大伴随鼻窦炎（筛窦炎和蝶窦炎为多）。很多学者认为阻塞性睡眠呼吸暂停（OSA）可以诱发类似于ADHD症状。据报道，多达95%的OSA患者存在注意力缺陷，确诊ADHD患者显示出OSA的高发生率（20%~30%）。很多研究均报告了OSA治疗后，多动行为、注意力不集中等表现有所改善。OSA的治疗对ADHD症状控制值得深入研究。

明确一种诊断，给予一个合理的解释，会让家长减压。经过一段时间治疗，孩子怪动作明显减少，这种额外收获使医师和家长获得"无心插柳柳成荫"的喜悦感，也是一种必然。期待未来有更多的成功病例提供证据支持。

第二章

临床路径篇

- 接诊
- 保健推拿
- 针灸
- 穴位埋植
- 中药
- 功法锻炼

第一节　接诊

　　腺样体居于咽喉要道，它的病变对于整个机体而言，可谓牵一发而动全身。然而其深藏于鼻咽后部，X线片所示腺样体大小和病情严重程度有时并不相符，所以需要详细查体。

　　比如有的孩子一直在治疗腺样体肥大，孩子龋齿很严重，家长认为乳牙不重要，换了恒牙就好了，在专病门诊医师叮嘱下才去看牙医；个别家长竟然不知道自己孩子听力已然受损，只是觉得孩子对大人说的话心不在焉，不知道耵聍把耳道塞实了，或者孩子中耳炎比较严重了；有的孩子经常打嗝、吐酸水，家长根本想不到孩子小小年纪就得了胃病，服用相应的药物，控制零食或吃苏打饼干才有助于控制病情。

　　大凡医师有了名气，压力也会接踵而至。若慕名而来的患者太多，也会给医师带来很大的压力。专病门诊工作量不会无限扩展，小儿腺样体专病门诊也不希望全国各地患者都到上海。我们希望能培养更多的医师，尤其是基层医院的医师，他们才是全民健康的基石，希望更多的医院成立小儿腺样体专病门诊。小儿腺样体专病门诊医学体系涉及中医儿科、推拿科、针灸科、耳鼻喉科（五官科）、睡眠科、变态反应等科室。专病门诊医师需要不断学习，拓展自己的视野，完善知识结构。有意建立小儿腺样体专病门诊的同道，可以借鉴本书临床路径，应该有所收获。

我们也希望这本书能够帮到患儿家长，家长阅读此书会对自身健康有重新认识，肯定会惠及孩子。笔者也希望孩子阅读本书，他们能从中受益，等他们长大了，他们的孩子也会受益。

每每思及至此，就深感责任重大。

一、查体流程

门诊查体是临床基本操作，是医师的基本功。社区调研发现78%以上的家长不知道小儿腺样体肥大，往往会当做咳嗽、感冒来进行治疗。患儿经历很长时间的病痛，迟迟未能治愈。笔者在查体并做口述检查时观察到家长惊讶的表情，可以发现家长对孩子的情况了解很少，似乎带来的孩子不是自己的孩子一样。看到一直自诩很关爱孩子的家长表露出的惊讶，让我确信有必要给家长科普一下查体。

查体最好是有专门的设备如头镜、照明灯、压舌板、手电筒等。如果地处偏远、条件不足或临时检查，只要患儿配合，即使没有专门的设备，用手机的手电筒、一根筷子也能让医师完成查体。

1.看侧面

如果两唇不能闭合，或者上唇短而卷缩，可以初步判断为有腺样体面容。有的孩子下嘴唇比上嘴唇前突，俗称"地包天"，患儿张口，可能会发现上下牙咬合不齐（见图1-3），建议家长带孩子到口腔科就诊。

2.看下眼胞

我们重点望下眼胞以判断过敏和睡眠质量（见图2-1）。下眼胞有褶皱，称为"Dennie-Morgan fold"（见图2-2），这个褶皱最初被提出作为一种标志，用于推测过敏体质。

《医宗金鉴·幼科心法要诀》有"风气青惊紫吐逆"之论。"风"是指风池，在眉毛下面；"气"是指气池，在眼睛下面。中医认为，风池属肝，气池属胃，如黄土之色，木胜土复，真脏色见。真脏色就是肝木之色，如青黛一般。"大凡小儿脾胃无伤，则山根之脉不现；倘乳食过度，胃气抑郁，则青黑之纹，横截于山根之位，必有延绵啾唧"（《幼幼集成》）。

腺样体肥大的孩子发生阻塞性睡眠呼吸暂停概率较高，一夜睡眠不得安寝，睡眠不足，眼袋浮肿，或者有黑眼圈等，这和大人熬夜伤身有眼袋和黑眼圈是一样的。我们通过观察气池褶皱和颜色深浅，基本能判断孩子的脾胃功能状态，是否过敏以及睡眠呼吸暂停的严重程度，这应该说是中西医结合的理论创新。

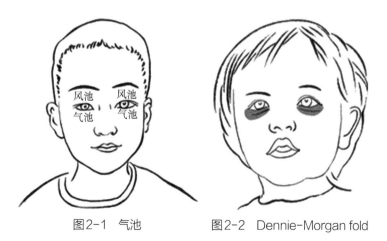

图2-1　气池　　　　　图2-2　Dennie-Morgan fold

3.看鼻孔

把手洗净，消毒，用拇指向外推一下鼻唇沟，扩大鼻孔，就能看到里面有无鼻涕，鼻涕颜色，鼻腔黏膜颜色，鼻甲肥厚与否，鼻中隔肿胀、歪曲等情况。若有清鼻涕，推测可能有过敏性鼻炎；有脓鼻涕，则推测可能有鼻窦炎（不管颜色黄白）；有肿胀物阻塞则提示鼻甲肥大或鼻息肉。如果器质性病变较显著且病程较久，对预后疗效要谨慎判断。

4.按鼻孔

把手洗净，消毒，用一只手指指腹阻挡鼻孔，用一只手指指背感知气流大小，并听气流声音，可以判断呼吸顺畅情况，判断鼻道阻塞情况。

5.检测口腔

让孩子口张大，持续发"啊--"，观察扁桃体肿胀程度以及悬雍垂肿胀情况，检查是否有红肿、白膜。如果孩子不能配合检查，就需要用压舌板压舌根，这种操作会引发儿童呕吐反应，此处应该注意操作力度大小，并和家长说明，以免家长惊恐。当孩子张口，可观察牙冠是否有黑点，牙齿排列是否整齐或拥挤。如果门牙大且有缝隙或两个上门牙旋转，基本可以断定有长期口呼吸习惯（见"腺样体面容"章节）。

6.看外耳道

一手打开手机手电筒，照亮耳道，用手指向前推对耳屏，同时用另外手指向后拉耳郭，扩大并拉直耳道。观察耳道是否有油性分泌物，是否有耳屎堵塞外耳道。

有的孩子耳屎很多，掏出来像一条蚯蚓，耳背后有黑皴。

有些孩子的父母衣着打扮很得体，孩子的卫生竟然如此不堪。有家长解释说，有人告诫不能给孩子掏耳朵，耳屎自己会掉，他们也怕操作不当损伤耳朵。

网上有卖内镜掏耳神器，既可以给耳道照明还可以在手机呈现耳道图像，我们可以用一个小镊子轻轻夹出耳屎，如果耳屎较多且硬，请到耳鼻喉科就诊，医师会用药水软化耳屎然后掏出。

7.测试听力

让孩子背转身，闭眼，医师双手置于患儿两耳附近，捻动拇指和示指（即食指）发出轻微的摩擦音，让孩子判断哪边发出的声音，检测孩子两个耳朵听力情况。必要时可以掏耳朵后再测听力或者请耳鼻喉科医师会诊。

8.触诊淋巴结

用示、中、无名指三指，轻触颈项部的淋巴结（见图2-3）。由于腺样体是韦氏淋巴环的重要组成部分，我们可以通过体表淋巴结数量和肿大情况推测腺样体肿大情况和发病时间长短。一般来说，触诊颌下淋巴结肿大如黄豆，这样的孩子腺样体肿大情况肯定是存在6个月以上了。

9.查看前胸

患儿正面朝向检查者，医师掀起患儿衣服看肚子和胸部。严重OSA患者，可能胸骨凹陷，肋间隙凹陷，肋骨外翻（参见"胸廓畸形"）。身体瘦弱的孩子很容易看到。身材比较胖的孩子由于脂肪较厚不容易发现，可以结合按压以便检查。如果有异常，要高度重视，务必去做多导睡眠图（PSG）。

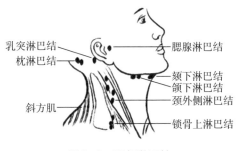

乳突淋巴结
枕淋巴结
斜方肌

腮腺淋巴结
颏下淋巴结
颌下淋巴结
颈外侧淋巴结
锁骨上淋巴结

图2-3　颈部淋巴结

10.看皮肤

患儿可能在手背、后背、上肢、下肢有皮疹、结痂，抚触粗糙碍手。孩子严重的湿疹发作时一般不会到我们专科来看。详细问诊可以了解这些情况，医师要对此心中有数。有一些孩子婴幼儿期有严重的湿疹，长大后尽管湿疹不发了，还会因瘙痒而抓挠，使得皮肤破损有痂，这些都可以提示孩子是过敏体质。有的孩子腺样体和扁桃体肿大本身不是由于感染导致的，而是严重的过敏反应引起的。

二、完善检查

小儿腺样体专病门诊要求所有患者都要完善检查，对孩子健康状况做系统评估。完善检查包含CT（MRI）、血常规、过敏原检测和PSG。

就目前门诊发现有80%以上的孩子都有鼻窦炎，有为数不少的孩子是全组鼻窦都有炎症。我们初步查体发现孩子听力不佳时便邀请五官科医师会诊，从而发现听觉异常。以往家长会质疑做如此多检查的必要性，总觉得都已经确诊腺样体肥大了，在我们这里治疗就可以，做这些检测有过度检查的嫌疑。2021年开始，专病门诊特意强调完善检查的重要性，确诊了很多患儿既往没有明确的病情，家长转而成为完善检查的支持者，他们帮助医师为初诊患者家长做解释说明。有些家长同意完善检查，但是到其他科室检查时，被其他医师质疑这些检查的必要性，这种情况让我们认识到给广大医师进行科普也是一项很重要而富有挑战性的工作。

有一次，在家长的牵线联系下，我们和上海某儿童医院耳鼻喉科医师在电话中认真讨论做MRI检查的必要性，最终经MRI检查发现孩子有乳突炎。这些经历令我们团队印象深刻，我们也提醒相关医师和保健工作者明确诊断的重要性。

我们在门诊推行初诊患者查血常规。大量血常规报告提示腺样体肥大的患者尽管身体无明显炎症表现，但是细胞计数提示有慢性炎症。这种状态下的炎症，西医无法开抗生素。我们采用针刺疗法，相信是对孩子最大的保护。腺样体肥大患者最初一周超密集治疗期是尤为重要的，针刺起针后进行穴位埋植，能够持久地发挥消炎作用，本书所介绍的中药也有很好的消炎作用（参见"中药"章节）。

过敏原检测也是专病门诊的一个常规检查。我们接诊过10余例手术后未能缓解鼻塞和睡眠呼吸暂停问题的患者，1例患者在4岁时切除腺样体和扁桃体，9岁时CT显示腺样体肥大复发，又补行手术。在专病门诊建议下查过敏原，患者对牛奶过敏（IgG为236U/mL，>50；IgE为2.60U/mL，>0.35），对鸡蛋过敏（IgG为271U/mL，>50；IgE为4.5U/mL，>0.35），对花生/黄豆过敏（IgE为13.7U/mL，>0.35），蟹、虾、芝麻、小麦/荞麦也都过敏，其母亲也是过敏体质，但是家中对过敏防护的理念几乎为零。家长以为手术切除腺样体肥大就算治愈。其母亲用精油调理孩子身体，家中弥漫精油味道。很难想象这五年间，孩子身体一直处于过敏状态，其OSA非常严重，导致身材矮小，情绪急躁易怒，腺样体肥大面容明显，不得已又补行手术。手术时内镜视野下咽鼓管扁桃体严重肥大，下鼻甲后端严重肥大，腺样体上端残部严重肥大，导致鼻塞严重，入睡鼾声大作，睡眠窒息频繁发生。

目前过敏原测试已经是我们专病门诊非常强调的一个检测指标。纵使患者家长说孩子不过敏，甚至还拿两年前无过敏阳性指标的报告，抑或只是知道对某些东西过敏。只要没有一年以内的过敏报告，我们仍要求患者再接受过敏原检测。本书为过敏体质的患者推荐服用薏苡仁（参见"中药"章节）。

三、联动诊疗

专病门诊建立4年来，陆续接诊全国各地的患者，也有各地医师前来进修学习。鉴于小儿腺样体肥大的治疗现状有诸多令人不满意的地方，尤其是启动性治疗给专病门诊和患者家属带来巨大挑战。因此，我们倡议联动诊疗。

有关联动诊疗的几点说明如下：

1.小儿腺样体肥大不是单纯的腺样体肿大，而是一个综合症候群。

2.腺样体肥大目前一线方案是手术，手术并发症有待于观察和评估。保守治疗是许多家长的意愿，但由于诸多原因，保守治疗往往很难迅速控制病情。

3.腺样体肥大患病率高达30%，误诊率超78%。广大家长和医师群体对此病认知不够。

4.手术医师、保守治疗的中医和西医医师，社会办的保健养生机构都应该重视完善诊断、综合评估和长期随访。

5.此病一经诊断意味着长达2～8年的维持治疗，严重患者手术后也需要复查并维持治疗。

6.小儿腺样体专病门诊自建立至今，治疗了大量严重腺样体肥大患者。在诊断流程、治疗方案、康复理念方面累积了大量临床病案和治疗经验。

7.目前小儿腺样体专病门诊在上海有两个工作室：上海中医药大学附属曙光医院和上海中医药大学附属上海市中医医院。广大患者到专病门诊治疗，外地患者到上海就诊都存在很大困难。如果大家重视联动诊疗，患者就近治疗，医师之间能定期会诊，对于疾病治疗有重要意义。

8.病情较重的患者可能需要1天1次或者1天2次的治疗频率，这是很多专家的经验，也在专病门诊得到了验证。联动诊疗机制有助于解决初始阶段超高频率方案的实施。

9.病历资料在联动诊疗组织内可以共享，高级别医师可以指导接诊医师，基层医师可以到专病门诊、高等院校或三甲医院学习交流。

10.联动诊疗中的中医科、针灸推拿科、耳鼻喉科、牙科、儿科、呼吸科、放射科等科室要密切合作，注意吸收全科医师加入，欢迎社会保健养生机构参与，务必重视到幼儿园、小学和社区街道科普宣传。

11.联动诊疗倡议是上海中医药大学小儿腺样体专病门诊前期诊疗探索中的思考。我们只是先行者，希望今后在"高等医学院校–三级医院–二级医院–基层医院–保健养生机构–社区卫生服务中心"医联体中能够实施。

12.小儿腺样体肥大专病门诊的耗材包括针刺、艾条、揿针、中药。联动诊疗体系参与单位尽量保证治疗方法和门诊耗材一致。因为专病门诊患者密集型治疗期1周要治疗3～4次，治疗用品不一致容易导致患者怀疑其功效。从科研角度来讲，干预措施不一致也会影响疗效评估。

四、科室宣传

医院微信公众号有小儿腺样体肥大专病门诊和医师宣传介绍。

上海中医药大学小儿腺样体肥大专病门诊自2018年正式成立以来，建立针灸处方，开展穴位埋植、中药香囊、中药熏鼻、居家康复保健操、健身功法、中医膳食等中医特色综合方案，建立放射科、儿科、呼吸科、五官科（或耳鼻喉科）等多学科会诊制度。

专病门诊强调早发现、早治疗、早康复。门诊工作常规检查项目，有影像检查、血常规诊断、过敏原检测等。通过检查，我们明确患者鼻炎、鼻中隔偏歪、鼻甲肥大、鼻出血、鼻窦炎、腺样体肥大、中耳炎、扁桃体炎、扁桃体结石、呼吸道管径大小等情况，明确哮喘、反复咳嗽、长期感冒、身体瘦小、注意力不集中、急躁多动等病症的潜在诱因。我们成立"杏守葫芦娃团队"科普团队，指导家长学习与门诊治疗密切结合的居家养护综合方案，识别环境、饮食、运动等诱发疾病和影响康复的相关因素，有助于提高疗效，降低疾病发生频次，减少家长和患儿缺勤率，促进患儿正常生长发育，有助于促进家庭工作和儿童学业良性发展。

第二节 保健推拿

目前门诊推拿常规是1周2~3次，这种治疗频率不足以发挥推拿功效。社区中医门诊部或社会保健机构如果能利用区域优势做好相应宣传工作，逐步开展一日多次推拿按摩的服务，相信不但有利于患儿康复，也有利于行业的发展。专病门诊制定了保健推拿的程序，但此程序刺激缓和，一天应该推拿两次以上。如果相关机构参照本书疗程计划，在启动性干预期一天能开展多次推拿按摩，相信功效更容易快速发挥出来。

由于本书不是小儿推拿专业书籍，限于篇幅，可能在手法及操作方面只是简单说明，大家如果想深入学习可以参阅相应资源，可以和本书编者团队取得联系，也可以关注微信公众号"小儿腺样体"和"无痛一身轻"，欢迎大家学习并提出宝贵意见。

一、开天门

手法：推法。

穴部：从印堂穴到神庭穴，两眉之间至前发际成一直线（见图2-4）。

操作：四指轻扶头顶左右两侧，拇指指腹螺纹面交替由两眉间向上单向直推至前额发际，一般30~50次（见图2-5）。

作用：发汗解表，镇静安神，开窍醒神。

主治：外感发热、感冒、头痛、烦躁不安等病症。适用于外感表证有发热、头痛，以及急性鼻炎、慢性鼻炎、鼻窦炎患者，可以作为小儿常规保健操作手法。

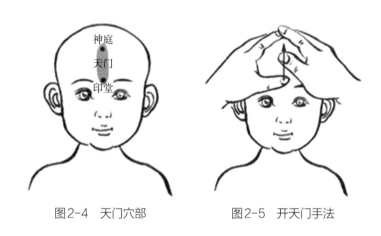

图2-4　天门穴部　　　　　　　图2-5　开天门手法

二、推坎宫

手法：推法。

穴部：从攒竹穴至丝竹空穴，自眉头起沿眉毛向眉梢成一横线（见图2-6）。

操作：四指轻扶头左右两侧，双手拇指指腹置于小儿两眉头，沿眉棱骨同时向两边单向分推至眉梢处，一般30~50次（见图2-7）。

作用：疏风散寒，醒脑明目，止头痛。

主治：外感发热、感冒、头痛、烦躁不安等病症。适用于外感表证有发热、头痛，以及急性鼻炎、慢性鼻炎、鼻窦炎患者，可以作为小儿常规保健操作手法。同时，有助于预防、治疗近视，提升视力，缓解用眼疲劳。

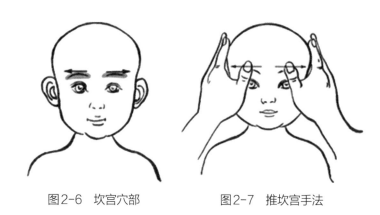

图2-6　坎宫穴部　　　　　　图2-7　推坎宫手法

三、擦迎香

手法：擦法。

穴部：迎香穴，鼻唇沟凹陷处，从鼻根部到鼻孔旁（见图2-8）。

操作：示指或中指指腹沿鼻唇沟从鼻根部到鼻孔旁做"八"字形来回往复的擦法，自己操作比较方便，向下拉为主。透热为度，一般30~50次（见图2-9）。

作用：疏散风热，通利鼻窍。

主治：鼻塞、打喷嚏、流鼻涕、鼻痒、鼻干、习惯性流鼻血。形成口呼吸习惯的腺样体肥大患者必须天天做这个手法，早中晚每次2~3分钟，坚持不懈，必有功效。

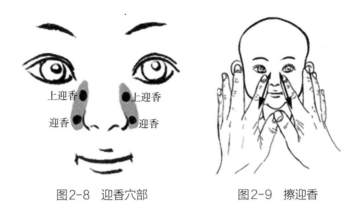

图2-8　迎香穴部　　　　　图2-9　擦迎香

四、擦耳前后

手法：擦法。

穴部：耳前区，耳屏前部及上下，耳门穴、听宫穴和听会穴。耳后区，耳后高骨和乳突区，翳风穴、完骨穴、头窍阴穴。

操作：示指和中指指腹或掌面鱼际处在耳前后区做来回往复的擦法，透热为度，一般30~50次（见图2-10）。

作用：祛风解表，安神除烦。

主治：伤风感冒、外感头痛、惊风抽搐、烦躁不安、目赤肿痛、耳鸣耳胀、磨牙、颞下颌关节紊乱，助睡眠等。

五、分抹头面部

手法：抹法。

穴部：颜面部，分额头区、眼周区、鼻周区、口唇区。

操作：分抹额头，双手拇指或中指指腹，从额头中间向

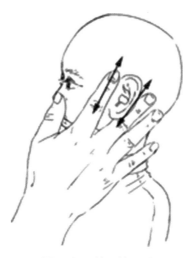

图2-10　擦耳前耳后

两侧做单向或往复的分抹，可沿额头下部逐渐向上分抹整个额头、眼周区、鼻周区、口唇区同分抹额头，一般30~50次（见图2-11、图2-12）。

作用：提神醒脑，舒筋通络。

主治：腺样体面容习惯性张口呼吸导致的嘴唇变厚、卷曲及面部表情呆滞、面肌紧张。操作此法有助于表情丰富，提升颜值，也可缓解鼻塞、流涕症状，多用于外感风寒引起的感冒，急、慢性鼻炎等。

六、按揉颧颊部

手法：按揉法和指叩法。

穴部：下关穴、颊车穴、颧髎穴、四白穴，面部颧骨四周区域。

操作：单手或双手操作均可，拇指或中、示指按揉面部

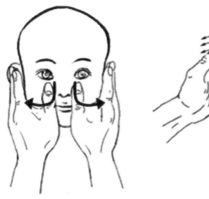
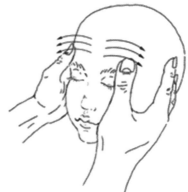

图2-11 分抹鼻唇沟　　　　图2-12 分抹额头

颧骨四周区域，尤其是颧骨后侧颧弓下；示指叠放于中指上，用中指叩击相应穴部，一般30~50次（见图2-13）。

作用：调和营卫，宣通鼻窍。

主治：过敏性、慢性鼻炎的鼻塞、打喷嚏、流鼻涕。睡觉磨牙、颞下颌关节紊乱、面容呆滞等。

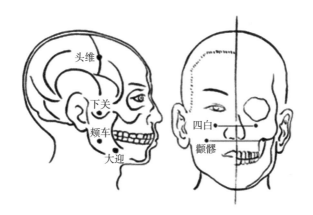

图2-13 颊车、下关

55

七、推桥弓

手法：推法。

穴部：翳风穴与缺盆穴的连线，在颈部两侧，沿胸锁乳突肌成一直线，转头，当胸锁乳突肌隆起部。

操作：常取坐位，头稍向对侧倾斜，四指扶持颈后，拇指指腹由上而下沿胸锁乳突肌单方向直推，一般30~50次（见图2-14）。

作用：平肝潜阳，活血化瘀，养心安神，退热除烦。

主治：夜寐不安、多动易惊、踢被撩衣、夜间噩梦频频、惊恐不安、高热不退，也可用于治疗肌性斜颈。有现代研究认为推桥弓还可以降血压。

注意事项：单侧操作，先做一侧，再做另一侧。既可以四指扶颈后，虎口张开，拇指由上往下单方向直推，也可以示、中二指伸直，余指微屈轻握，用示、中二指指腹由上往下单方向直推。

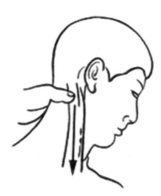

图2-14　推桥弓

八、开璇玑

手法：揉法、推法。

穴部：璇玑不是单独一个穴位，而是胸腹部较大的区域。包括天突、膻中和中脘。天突位于胸骨上窝正中央。膻中位于两乳头连线中点，胸部前正中线上。中脘位于剑突至肚脐连线中点。

操作：揉天突，沿胸肋间分推胸部；揉膻中，推膻中至中脘；揉中脘，分推腹部；中脘推至脐部；揉脐，从脐推下至小腹底。整体操作可长可短，15~20分钟（见图2-15）。

作用：宽胸利肺，止咳平喘。

主治：积食腹痛、呕吐泄泻、发热抽搐，可以作为小儿气促、痰多咳嗽、习惯性哮喘患者的居家保健方法。

注意事项：手要热，动作要连贯；用力轻柔，深浅适度；注意房间密闭，绝对避风，防止孩子着凉感冒。适逢疾病发作，病情严重时，单独应用开璇玑，至少持继做20分钟以上，一天可操作3～5次。

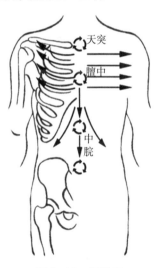

图2-15　开璇玑

九、按揉膝两穴

手法：按揉法。

穴部：足三里穴和阴陵泉穴。足三里穴位于髌骨下外侧凹陷处下缘3寸（可将示指、中指、无名指和小指并拢，以中指中节横纹处为准，四指宽度即为3寸），胫骨前嵴外一横指（拇指指关节横度）处；阴陵泉位于人体的小腿内侧，膝下胫骨内侧髁后下方凹陷中（图2-16）。

操作：虎口张开，拇指和示指同时按揉两穴，一般30~50次。

作用：健运脾胃，补中益气，利湿化痰。

主治：脾胃虚弱、中气不足、腹胀腹痛、消化不良、呕吐腹泻、便秘，也可用于小便不利、尿频、尿急、遗尿等。

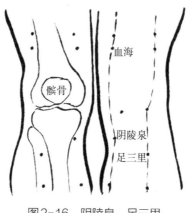

图2-16　阴陵泉、足三里

十、按揉足三穴

手法：按揉法。

穴部：三穴分别是三阴交穴、太溪穴和照海穴。三阴交位于足内踝尖正上方3寸，胫骨内侧缘后方凹陷中（可将示指、中指、无名指和小指并拢，以中指中节横纹处为准，四指宽度即为3寸）；太溪穴位于内踝后方，内踝尖与跟腱之间的凹陷处；照海穴位于内踝尖正下方与距骨相接的凹陷处（见图2-17）。

操作：拇指扣拿小腿，示指、中指、无名指同时按揉三穴，一般30~50次。

作用：补益肾气，滋阴清热，止咳平喘。

主治：可治疗阴虚火旺导致的入睡汗多、夜梦频发、惊恐不安、磨牙、慢性喉源性咳嗽，对于小儿肾气不足导致的遗尿、尿频、尿多等均有较好的保健作用。

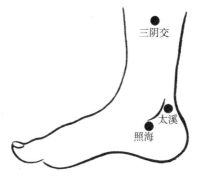

图2-17　三阴交、太溪、照海穴示意图

十一、捏脊骨皮

手法：捏法（见图2-18）。

穴部：脊柱及两侧，中间为督脉，两侧为膀胱经（见图2-19）。

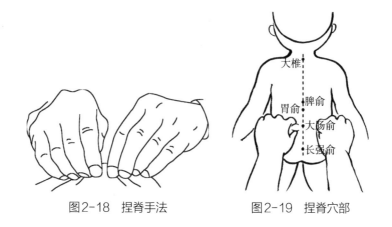

图2-18　捏脊手法　　　　　图2-19　捏脊穴部

操作：三指捏法，用拇指桡侧缘顶住皮肤，示、中两指前按，三指同时用力提拿背部肌肤，双手交替捻动向前推进，为加强刺激，也可捏三下提一下，谓之"捏三提一"，一般3~5遍。自下而上，先捏提中间，再两手分开捏提背部两侧隆起的膀胱经皮肤。先捏不提，循序渐进，坚持一周孩子即能耐受此法，定期操作，孩子会享受这个过程。

作用：疏通经络，调和阴阳，促进气血运行，改善脏腑功能以及调节机体免疫力。

主治：发热、惊风、疳积、泄泻、瘫痪等，可用于呼吸系统、消化系统、泌尿系统、神经系统等诸多病症。作为常规保健手法，腺样体肥大的患儿尤为适用。

十二、搓擦身体

手法：擦法。

穴部：后背、前胸、胁肋。

操作：用小鱼际擦法或全掌擦法，在督脉来回往复上下擦，在前胸和腰背左右来回往复横擦，胁肋部双手协同来回往复前后擦，透热为度（见图2-20、图2-21、图2-22）。

功效：温补脏腑，振奋阳气，调和阴阳。

主治：孩子体质虚弱，易感冒，发育迟缓；急躁易怒、多动不安；潮热汗出、手足心热。可用于呼吸系统、消化系统、泌尿系统、神经系统等诸多病症。

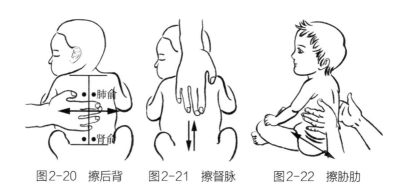

图2-20 擦后背　　　图2-21 擦督脉　　　图2-22 擦胁肋

十三、拿肩井

手法：拿法。

穴部：肩井穴。屈肘以手搭对侧肩部，以手并拢，示指桡侧缘靠颈，中指尖点按的大筋处就是肩井穴。

操作：取坐位，施术者站其身后，拇指与示、中二指相对用力，"捏而提之"谓之拿，手指不能弯曲，不能抠按，稍用力一紧一松交替提拿肩井穴，一般10~20次（见图2-23）。

功效：宣通气血，发汗解表，舒筋活络。

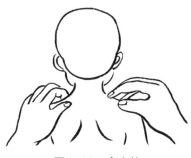

图2-23　拿肩井

主治：伤风感冒初起、恶寒发热、头痛、颈项酸痛。也可做日常保健按摩结束后整理手法。轻快捏拿一拎一放能让孩子产生轻快舒服的感觉。较用力地捏拿肩井穴可以瞬间让孩子产生酸胀感觉，可以放射到颈项、头部和上肢部，有助于调和全身气血功能状态。如果孩子恶寒发热，可以通过几次重的捏拿提起动作让孩子出一身汗，有退热作用。操作完此法之后，嘱孩子多喝温水。

十四、叩击后背

手法：叩击法（见图2-24）。

穴部：后背、前胸。

操作：掌指关节拱起成虚掌，叩击由下而上，从两边到中间，最好采取头低－臀高－俯伏引流体位。晨起是最佳操作时机，选白天充裕的时间操作也可。每一侧叩击1~3分钟，每分钟120~180次，一天应拍3~5次。在孩子吃奶、进食前进行，以防叩击造成呕吐（图2-25）。

功效：化痰排痰，止咳平喘。

主治：哮喘、支气管炎发作期间作为重要辅助治疗手法，也可以在有发作征兆即提前开始预防性治疗。有助于缓解急性发作症状，缩短病程，提升血氧饱和度，提高孩子生活质量。

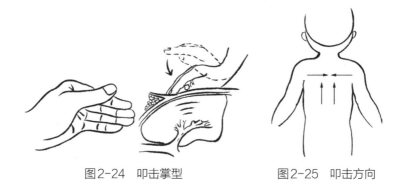

图2-24　叩击掌型　　　　　　图2-25　叩击方向

第三节　针灸

针灸是针刺和艾灸的合称。专病门诊选用0.16mm×13mm的一次性使用无菌针灸针，选用统一处方，以最快速度刺入20个穴位。专病门诊提倡居家艾灸，选用5或10个艾条加一个艾灸小桶的雷火灸，把小艾条固定在一个圆桶里，通过胶布将圆桶底座粘贴在艾灸的穴位上。

专病门诊对腺样体肥大的认识是基于病变产物对气道的阻塞引发睡眠呼吸暂停（OSA）进而影响人体多脏器系统功能，给此病定名为鼻窒，将OSA作为主要矛盾，将脾胃不和作为主要病证分型，以"肺主气、司呼吸，脾胃为后天之本"为立足点制定处方，开展相应治疗。

一、针刺

专病门诊以针刺为主体，在针刺方案中以局部取穴配合循经取穴。制定的针刺处方是有机协调的整体，同病同处方，统一留针20分钟，通过激活经络双向调节功能发挥治疗作用。这种方法有助于提高工作效率，也有助于干预措施质量控制。

（一）选穴处方介绍

主穴处方：头针（百会，可加四神聪）、鼻面七针［印堂、迎香（双）、攒竹（双）、下关（双）]、手两针[合谷（双）]、膝四针[足三里（双）、阴陵泉（双）]、踝六针[三阴交（双）、太溪（双）、照海（双）]。

（二）处方释义

1.头针：百会、四神聪

功效：镇惊安神定志。

（1）百会穴

定位：后发际正中直上7寸，两耳向前折，当两耳尖直上，头正中线上取之。

作用：醒脑开窍，安神定志。

主治：各种非器质性头痛、眩晕、中风失语、失眠、健忘、心悸、多梦、耳聋、鼻塞、鼻衄等。

现代研究表明，针刺百会可退热、提高免疫力，有改善细胞聚集和血液黏度的作用。

（2）四神聪穴

定位：头顶部，在百会前后左右各旁开1寸，共4个穴位。

作用：宁心安神，明目聪耳。

主治：头痛、眩晕、失眠、健忘、癫狂、痫证等。四神聪透刺百会，功效与百会类似。

现代研究表明，针刺四神聪穴可调整睡眠及多种神经症状，促进脑组织恢复正常功能；增强脑组织超氧化物歧化酶（SOD）活性，增强免疫功能。针刺四神聪穴不仅可以使紊乱的睡眠节律趋于正常，延长正常的睡眠时间，还可以缓解药物的不良反应。

2.鼻面七针：印堂、迎香（双）、攒竹（双）、下关（双）

功效：宣通鼻窍。

（1）印堂穴

定位：在两眉连线的中点。

作用：镇惊安神，清脑明目，开通鼻窍。

主治：头痛、头晕、目眩、目赤肿痛、鼻塞、流鼻水、鼻炎等。

现代研究表明，按摩印堂穴可增强鼻黏膜上皮细胞的增生能力，并能刺激嗅觉细胞，使嗅觉灵敏，还能预防感冒和呼吸道疾病。

（2）迎香穴

定位：面部，鼻翼外缘中点旁，当鼻唇沟中。

作用：疏风清热，宣通鼻窍。

主治：鼻塞不通、鼻衄、鼻甲肥大、鼻息肉、鼻窦炎、喘息不利等。

迎香是治疗鼻病的首选穴。现代研究表明，针刺迎香能够恢复鼻腔黏膜纤毛的清除功能，对慢性鼻黏膜疾患具有很好的治疗作用。

（3）攒竹穴

定位：面部，眉头凹陷处。

作用：疏风润目，宣通鼻窍。

主治：目视不明、流泪、目赤肿痛、头痛、眉棱骨痛、鼻渊、鼻衄等。

攒竹局部对应额窦，有助于窦腔积液消散，能促进泪液分泌，缓解眼睛干涩。眼泪是很好的消毒杀菌液，我们鼓励患者针刺之后用力吸气将泪液吸进鼻道。据报道，针刺攒竹可以使心率减慢，针刺攒竹对眼部和腹部手术有良好的麻醉作用。

（4）下关穴

定位：面部，颧骨下缘中央与下颌切迹之间的凹陷中。

作用：疏风清热利窍。

主治：鼻渊、鼻鼽、磨牙、齿痛、耳鸣等。

深刺下关穴的功效与蝶腭神经节功能密切相关。蝶腭神经节由副交感神经、交感神经、感觉神经三部分组成，支配泪腺、副鼻窦、鼻腔黏膜和咽部的腺体，以及硬腭部分的黏膜腺体。副交感神经纤维兴奋则鼻腔鼻涕分泌多、黏膜肿胀、血供丰富。交感神经兴奋可以拮抗副交感神经兴奋状态。深刺下关穴有助于调节鼻腔交感神经和副交感神经功能异常，可增强交感神经的兴奋性，有助于鼻道血管收缩、黏膜消肿，鼻涕减少，腺样体体积减小，呼吸通畅。有文献报道，深刺下关穴治疗持续性变应性鼻炎疗效显著。

3.手两针：合谷（双）

功效：宣通鼻窍，镇静止痛。

合谷穴

定位：在手背，第一、第二掌骨之间，当第二掌骨桡侧的中点处。

作用：镇静止痛，通降肠胃。

主治：发热恶寒、头痛、目赤肿痛、鼻衄、鼻渊、咽喉肿痛、齿痛、耳聋、腹痛、咳嗽等。

现代研究表明，针刺合谷对循环、消化及内分泌系统有调整作用，并可调节机体的免疫能力，对急性扁桃体炎及慢性单纯性喉炎有良好疗效。

4.膝四针：足三里（双）、阴陵泉（双）

功效：调补脾胃。

（1）足三里穴

定位：小腿外侧，犊鼻穴下3寸，犊鼻与解溪连线上，距胫骨前嵴外一横指。

作用：健脾和胃，扶正培元，通腑化痰，通经活络，升降气机，预防保健。

主治：胃痛、呕吐、腹胀、肠鸣、消化不良、下肢痿痹、泄泻、便秘、咳嗽、痰多、鼻塞等。

现代研究表明：刺激足三里可使通气量、肺活量增加，在病理情况下，可使呼、吸气阶段的气道阻力降低；可改善胃肠的蠕动，使胃蠕动减弱者加强，加强者则减弱，从而调节胃肠功能。

（2）阴陵泉穴

定位：阴陵泉在小腿内侧，当胫骨内侧髁后下方凹陷。

作用：健脾渗湿，益肾固精，行气消肿，通经活络。

主治：腹痛、腹胀、泄泻、痢疾、便秘、水肿、黄疸、小便不利或失禁、妇人阴痛、带下、阴茎痛、遗精、膝痛等。

现代研究表明，针刺阴陵泉对中枢神经系统功能有一定影响。

5.内踝六针：三阴交（双）、太溪（双）、照海（双）

功效：健脾利湿，滋阴清热，益肾平肝，利咽止咳，养阴宁神。

（1）三阴交穴

定位：在小腿内侧，足内踝尖上3寸，胫骨内侧缘后缘。

作用：健脾利湿，益肾平肝。

主治：脾胃虚弱、肠鸣、腹胀、泄泻、便溏、月经不调、崩漏、带下、遗精、阳痿、遗尿、疝气、足痿、瘾疹、失眠、荨麻疹等。

现代研究表明针刺三阴交可提高机体免疫功能。艾灸往往可能让孩子上火，三阴交可泻火毒，此穴必须要用。

（2）太溪穴

定位：太溪穴在足内侧，内踝后方，当内踝尖与跟腱之间的凹陷处。

作用：益肾滋阴。

主治：头痛目眩、咽喉肿痛、齿痛、耳聋、耳鸣、气喘、胸痛咯血、消渴、月经不调、失眠、健忘、遗精、阳痿、小便频数、腰脊痛、下肢厥冷、内踝肿痛等。

现代研究表明，针刺太溪可改善肺呼吸功能，对喉痛、扁桃体炎、中耳炎均有明显疗效。孩子入睡汗出过多，此穴必须要用。

（3）照海穴

定位：踝区，内踝尖下1寸，内踝下缘边际凹陷中。

作用：养阴宁神，利咽止咳。

主治：失眠、咽喉肿痛、咽干咽痛、嗌干喉闭、目赤肿痛、月经不调、痛经、小便不利或频数、便秘、踝关节肿痛等。

现代研究表明，照海治疗急慢性扁桃体炎、咽炎有很好的疗效。对于慢性鼻后滴漏、喉源性咳嗽，此穴必须要用。

总处方合计20穴，单手进针，或双手同时进针，要求一气呵成，一秒都不能耽搁，快速进针完毕。统一留针20分钟，不提插捻转。专病门诊患者约有1/2为3～6岁儿童，儿童对针刺有着天生的恐惧，因此务必要求进针快，"宁失其穴，勿失其经"，对于如此幼小患儿以能进针即为成功，至于提插、捻转、补泻实在不敢奢想。

此外，由于此书不是指导患儿家长针刺的书，从事针刺的同道对于穴位功效、主治、取穴也必定是精通的，所以也不会涉及这部分内容。我们不鼓励家长在家自学针刺，家长应该找具有资质的医师治疗，所以这部分内容比较精简。

二、艾灸

灸法是中医最古老的疗法之一。将艾草加工成艾绒，把纸包裹成艾条，利用点燃艾条产生的温热，刺激皮肤经络或穴位，以温通经脉，调畅血气，达到治病的目的。

专病门诊的雷火灸具体操作方法是打开包装，取出圆桶底座，将胶布贴的孔套在底座上，撕下胶布不粘膜，通过胶布把底座粘在穴位上，然后将艾条点燃，塞进艾桶的套管里，即可进行艾灸，艾灸时不妨碍身体活动，不用担心烟灰掉落。注意询问孩子感觉，调整进风口大小和距离皮肤的远近，以穴位皮肤感觉温热为度，灸至皮肤出现红晕即可。操作时，可以在穴位局部放一元硬币厚度的生姜片做隔物灸，随时询问孩子的感觉，注意不要烫伤。

1.必选处方

大椎穴是专病门诊艾灸必选处方。

定位：大椎穴（见图2-26），位于第七颈椎棘突（颈椎高骨）下凹处，为手三阳脉、足三阳脉与督脉交会之穴。

处方解析：大椎穴主泻胸中之热，全身之热及消炎，对肺功能有明显的改善与调整作用。现代研究表明，艾灸大椎穴具有增强免疫和抗炎之功，此外，大椎穴对各种神经症有镇静作用。艾灸大椎必须每天都做，尤其是启动性治疗和密集性治疗期，不能停歇。由于患儿体质不是短期形成的，体质改善也不可能短期完成，所以应该以3个月为期，定期评估以决定后续治疗方案。

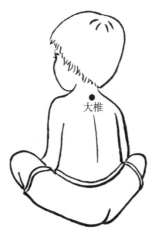

图2-26　大椎穴示意图

2.加减处方

加减处方是针对腺样体肥大患儿常见病症居家辅助干预方法。

（1）脾胃虚弱：灸足三里

定位：足三里位于髌骨下外侧凹陷处下缘3寸（可将示指、中指、无名指和小指并拢，以中指中节横纹处为准，四指宽度即为3寸），胫骨前嵴外一横指（拇指指关节横度）处（见图2-16）。

处方解析：艾灸足三里具有强身保健、健脾除湿和温阳散寒的作用，既可以治疗脾胃虚弱所致的食欲不振、乏力和腹泻等症，又可以治疗咳嗽、鼻塞、流涕和气喘等肺系疾病。

（2）便秘：灸神阙

定位：神阙穴，即肚脐。肚脐组织薄，有丰富的血管网，对药物及灸疗敏感。此穴位于任脉，而任脉与督脉相连，内连脏腑，外络肢节，与诸经百脉相通，一穴而系全身。

处方解析：腺样体肥大的患儿便秘多属气虚，表现为形体消瘦，面色多黄白，舌苔厚腻，常流口水。由于脾肺功能受损，肺与大肠相表里，肺气虚则大肠传送无力，大便难以排出。通过艾灸神阙穴，调节气机、温中祛湿、扶助正气，使患者脉络通畅，脾气得运，促进胃肠道蠕动，缓解便秘。应该鼓励孩子多吃正餐，少吃零食，胃肠道才能有足够的食物生成粪便。肠道蠕动正常，有便可排，定时排便，才能从根本上治疗便秘。

（3）皮肤瘙痒：灸血海

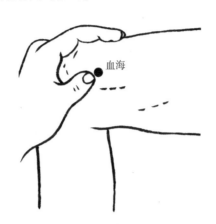

图2-27　血海穴示意图

定位：血海穴（见图2-27），在髌骨内上缘上2寸处。或患者屈膝，医者以患儿左手掌心按于患者右膝髌骨上缘，第2～5指向上伸直，拇指约呈45°角斜位，拇指尖下即是，对侧取法仿此。

处方解析：皮肤瘙痒如同虫子在身上爬行，此穴又名百虫窠，"善治一切血疾及诸疮"（《医学入门》），穴名体现了其具有祛风、驱虫、止痒之功效。

（4）腺样体扁桃体肥大：灸鱼际

定位：鱼际穴位于第一掌骨中点桡侧，赤白肉际处。

处方解析：鱼际穴具有清肺热、定喘咳、利咽喉、止疼痛和清胃降浊的功效。如果觉得雷火灸固定在此不方便，可以自行购买艾条对准鱼际做20分钟左右的灸法。

有家长反馈在日常生活中很多疾病初期艾灸发挥了很好

的功效。感冒初期，刚表现出打喷嚏、流鼻涕就马上灸大椎，症状很快缓解，病情减轻，病程缩短。也有家长对艾烟过敏，担心艾烟对孩子身体健康不好。研究表明，低浓度艾烟对肺组织和支气管组织病理改变不明显；也有研究表明，一定浓度的艾烟对室内空气具有消毒的作用，且自古以来就有用艾熏蒸室内以达预防疾病的作用。其实艾灸时只要做好室内通风，降低艾烟浓度就可以了。雷火灸最大的好处在于艾条可以固定在身体某处穴位，灸桶底座有网保护，且不会有烟灰烫伤的风险，在艾灸时可以适度活动。

如果因艾条插入太深，风口开得过大，孩子皮肤比较嫩薄，可能会发生低温烫伤。万一孩子不小心被烫伤，注意烫伤局部不要被衣物摩擦，可以涂一点红霉素或者百多邦软膏，创面很快会痊愈，下次操作稍加注意调整一下即可。

第四节　穴位埋植

　　穴位埋植是小儿腺样体专病门诊治疗方案的重要组成部分，尽管其成本较高，但是在启动性治疗期不可或缺。穴位埋植的针具有胶布和针体两部分，腺样体肥大的孩子大多数是过敏体质，鉴于普通针具曾经引起严重皮肤过敏事件，我们目前对针具品质严格控制，门诊执行统一收费标准用进口防过敏材质的针具。对于穴位埋植，简要介绍如下。

　　1.针刺起针之后即穴位埋植。由于头发覆盖，头五针不便操作，故不进行头部埋植。各穴位埋植有助于延缓针刺效应的衰减，也有助于帮助患者家长寻找穴位，并在相应穴位敲击、按揉，有助于发挥穴位刺激作用。

　　2.扁桃体耳穴和经外奇穴。扁桃体耳穴在耳垂下1/3中部。扁桃体经外奇穴在颈部，当下颌角直下0.5寸。刺激双扁桃体耳穴反射区和经外奇穴发挥相应部位治疗作用，有助于扁桃体和腺样体消肿。

　　3.上廉泉穴位于前正中线颌下1寸，当舌骨与下颌缘之间凹陷处取。上廉泉穴位埋植有助于提升颏舌肌肌张力，增大口咽腔管径。深度睡眠时因舌体后坠而出现阻塞性睡眠呼吸暂停，此穴位埋植有助于激活舌骨肌群的肌张力，对抗舌体后坠。

第五节　中药

　　中药的炮制加工直接影响药物性味和口感，新鲜药物和加工好的饮片从色泽和口感上讲区别很大，道地药材对中药质量的影响存在争议，如果我们有条件，还是尽量选择高品质的药材。有条件的家长可以尽量自己动手，如带小朋友一起采挖蒲公英、白茅根，在家里炒薏苡仁。在准备药材的同时，这些活动可以增进亲子关系，也是一种中医启蒙教育，增加孩子对中药的接受度，提高治疗时的配合度。

一、薏苡仁

　　薏苡仁，又名苡米、米珠子、薏米、野珠珠、药玉米等，为禾本科植物薏苡的干燥成熟种仁，具有利水渗湿、健脾止泻、除痹、排脓、解毒散结等功效。《本草纲目》中记载薏苡仁："健脾益胃、补肺清热、祛风胜湿、养颜驻容、轻身延年。"它是药食同源之品，可于超市中购买。

　　薏苡仁可以治疗鼻窦炎、中耳炎和顽固性湿疹，对皮肤长有小疣子也有效。患者如果有黄浊涕、舌苔黄或腻可用生薏苡仁；如果流清涕，舌淡苔白就用炒薏苡仁。推荐患者在家自己炒。在厨房用一个较厚的铁锅，大火加热，铲子勤翻，有烟起来之后，改为中火，勤翻炒并可配合颠锅，待薏苡仁表皮发黄，表面出麻子颗粒，炸裂露白，香气大出即可出锅，待热气散掉后收藏在密封玻璃容器中。每天拿出30g左右，可随身携带，频频咀嚼，也可泡水喝，最后再把泡软的薏苡仁吃掉。

笔者临床使用此药治好了很多患者，其中一些是患儿家长。有一些患者没有腺样体肥大，有中耳炎不定期发作，皮肤瘙痒，素有湿疹，服用薏苡仁痊愈。有朋友说以前自己的手整天不自觉紧绷，尝试喝薏苡仁，一天200g，水煎服，每日3次，到了晚上当粥吃掉，1个月后，先前症状完全缓解。名医岳美中用薏苡仁轧面，每天冲服10g，或煎服30g，治疗瘊子（又称"刺瘊"，是由人乳头瘤病毒感染引起的皮肤病，好发于面部及手背）有较好效果，一般月余可脱落。

民间有焦馒头打粉治疗伤食的偏方，其实炒薏苡仁功效也很好。伤食或者抗生素导致菌群失调的腹泻，建议吃炒薏苡仁。薏苡仁里的硒有助于提升人体免疫力，薏苡仁里的纤维素会强化肠道蠕动，薏苡仁里的多糖有助于肠道菌群重建。

二、蒲公英

蒲公英味苦、甘，寒，有清热解毒、消痈散结的功效。现代医学研究表明，蒲公英具有抗病原微生物，抗肿瘤，利胆及保肝的作用。蒲公英可以用于治疗乳痈、肺痈、肠痈、痄腮、疗毒疮肿、目赤肿痛、感冒发热、咳嗽、咽喉肿痛、胃火、肠炎、痢疾、肝炎、胆囊炎、尿路感染、蛇虫咬伤等，可以内服、外用，一般10～30g，大剂量可用到60g。鲜品可捣汁；蒲公英根可打粉入散剂冲服，也可装胶囊口服。

如果孩子患腺样体肥大、腮腺炎、颈项部淋巴结肿大，可以用蒲公英捣烂敷在局部或煎汤口服。如果孩子鼻子生疮，鼻腔烘热，可大剂量（30～60g）煎煮蒲公英，趁热用鼻子呼吸药液热气，待药液凉后服下。有些孩子、家长有慢性胃炎，经常打嗝，吐出酸臭口气或者酸水泛出，可以用蒲公英全草研末，每次10g左右，每日3次，生姜汤送服。

如果孩子口唇红紫，舌红无苔，鼻窦炎急性发作，可以大剂量地口服蒲公英，一般可用干品10～30g泡水或煎汤，让孩子不间断口服，直到喝到孩子轻微拉肚子。次日如此操作，连服3～5天。

如果有咽喉炎，推荐用鲜品放入口中咀嚼频频吸吮汁水，慢慢小口咽下，一般当天即可见效。如果孩子被蚊虫叮咬后皮肤瘙痒，还可以将蒲公英断根白色汁水涂在局部，或者将全草捣烂敷在局部。

蒲公英根烤干磨成粉之后可以泡茶，可作咖啡的替代品，当作利尿剂，可清血和清肝及增加胆汁的产量，降低血清胆固醇和尿酸的含量，改善肾脏、胰脏、脾脏和胃的功能。蒲公英可以帮助减轻更年期症状、脓肿、贫血、疖、乳房的肿瘤、肝硬化、便秘、水肿、肝炎、黄疸和风湿病，有助于预防乳癌和老人斑。蒲公英还有降低血糖的功效，曾有人分享过口服蒲公英根胶囊导致血糖过低而晕厥的经历，在此也请本书读者对此给予一定的重视。蒲公英根在加拿大是正式注册的利尿、解水肿的草药，网店有销售。

有些家长疑虑蒲公英苦寒，吃多了会伤及孩子脾胃，中医讲究有这个证就用这个证的药，相对于孩子经常吃抗生素对身体产生的伤害，蒲公英是食品级的药材，大可不必有此担心。

动笔写此书是2021年新春伊始，写到蒲公英的时候我想到了蒲公英的花语：无法停留的爱。蒲公英金黄色的花朵如同太阳，有着充满朝气的生命力。果实成熟之后，所有的种子都顶着一个白色毛茸茸的小伞，风一吹随风踏上旅途。蒲公英的花语是积极的，不是消极的。作为父母，我们要鼓励孩子，希望孩子乐观开朗，茁壮成长以后能够勇敢坚强，希望他们把我们的爱传承下去。

当你看到此书时，如果蒲公英满地绽放，请带孩子去郊游踏青，鼓励孩子发现蒲公英，并给孩子科普一下蒲公英吧。上海中医药大学二楼食堂山东水饺从2020年底就开始供应蒲公英馅儿水饺，欢迎您来大学尝一尝。

三、茼蒿

茼蒿不仅是一种蔬菜，更是一味多效的中药。茼蒿在古人的书中是经常出现的，在唐代孙思邈的《备急千金要方·卷七十九》中就有记载："（茼蒿）安心养气健胃消痰饮。"据中国古药书记载，茼蒿有蒿之清气、菊之甘香，其性味甘、辛、平，无毒，有"安心气，养脾胃，消痰饮，利肠胃"之功效。展开来说，具有安神健脑、消肿利尿、清肺化痰、预防便秘、促进食欲、美白养颜、强化心脏和降低胆固醇等功效。

茼蒿中的硒可以调节免疫功能，有抗癌功效。茼蒿含有精油以及胆碱等物质，对咳嗽痰多、脾胃不和、记忆力减退和习惯性便秘等均有益处，可治疗慢性肠胃炎和习惯性便秘。

中医认为，腺样体肥大和痰湿有关，晚上睡觉不安和心气不宁有关，孩子大都脾胃虚弱或有积滞，正需要健脾养胃，建议让孩子平时多吃一些茼蒿。

四、鸡内金

鸡内金为鸡肫的内壁，洗净，晒干，生用或炒用。该品为传统中药之一，用于治疗消化不良、遗精盗汗等症，因色金黄故以"金"命名。

临床观察证明，鸡内金对各种消化不良症的治疗具有显著疗效。有研究表明，口服鸡内金（炙鸡内金）后胃液的分泌量、酸度及消化力三者均见增高，其中消化力出现较迟缓，维持也较久。服药后胃运动功能明显增强，由于胃运动增强，故胃排空率也大大加快。有研究结果提示，鸡内金的消食作用并不是药物在胃内的局部作用或直接刺激肠胃运动引起的，而是鸡内金消化吸收，通过体液因素兴奋胃肠壁的神经肌肉，刺激胃腺分泌增加而起到间接助消化作用。张锡纯曾记录一个医案：生鸡内金3两，白面半斤，白砂糖若干，一起和面做成极薄的小饼，然后烙至焦熟，让孩子平时当作小点心吃，孩子严重的疳积因此痊愈。

专病门诊医师认为，肿大的腺样体首先是痰湿郁结，久病成瘀。《黄帝内经》说："诸湿肿满，皆属于脾。"张锡纯提出，鸡内金是活血化瘀之妙品，因其化积力强，消一切积聚，用之治胆结石、尿道结石，亦有人用以治疗动脉粥样硬化的结块。还有学者认为，鸡内金在通过体液因素兴奋胃肠壁的神经肌肉的同时，对组织结构类似的膀胱括约肌也有兴奋作用，可以治疗小儿遗尿。

专病门诊医师把消积散用于 A/N 比值大于 0.70 以上的腺样体肥大患者。鸡内金的有效成分，难溶于水，所以我们要将其磨粉，开水调服。如果孩子觉得口感不好可以加红砂糖。一般是饭后服用，但是有的孩子扁桃体肿大，吞咽动作可能会引起呕吐反射，这种情况可以饭前服用。

药材品质会影响功效，药房鸡内金多是饲养场之鸡，吃饲料长大，鸡内金质薄而脆，味淡。家中散养之鸡取出的鸡内金体厚质硬，味浓厚。消积散是石家庄的笔者老师家传验方，使用近 30 多年，为农家的鸡内金和上等山药按比例加工而成。消积散可能有时是白色，有时是谷黄色，有时还发绿，这都正常，因为鸡内金并不只是黄色的。

五、白茅根

鼻子出血是很多孩子经常发生的。孩子感冒时自觉鼻热且干，鼻子发痒，经常忍不住抠鼻孔，挖鼻屎。抠挖动作会损伤鼻黏膜，手上的致病菌会导致局部有炎症，分泌物更多，最后干结成痂，再次抠挖就会进一步损伤鼻黏膜。有些孩子抠挖鼻孔成为难以控制的不良习惯，这让鼻黏膜毛细血管更容易破裂，有时没有抠挖也能突然出血，这让很多孩子和家长害怕。

我们在临床用白茅根一味药治疗鼻出血就有很好的效果。

《本草图经·草部中品之上卷第六》记载"茅根……甚益小儿。夏生白花，茸茸然，至秋而枯，其根至洁白，亦甚甘美，六月采根用。今人取茅针，以傅金疮，塞鼻洪，止暴下血及溺血者，殊效。刘禹锡《传信方》疗痈肿有头，使必穴方，取茅锥一茎正尔，全煎十数沸，服之，立溃"。《本草经疏·卷八》对茅根药性做了分析，认为本品"味甘，气寒，而无毒。入手少阴，足太阴、阳明……甘能补脾，甘则虽寒而不犯胃。甘寒能除内热……血热则妄行，溢出上窍为吐、为咯、为鼻衄、齿衄，凉血和血，则诸证自除。"

专病门诊医师治疗鼻衄患者经常是用白茅根30g，加水超过两横指，浸泡30分钟，煎煮30分钟，放少许红糖兑成甜水，最后放在保温水杯中让孩子当饮料喝。有的家长反应煮白茅根水喝，孩子抠鼻子，打个喷嚏就流鼻血的情况就控制住了。症状控制之后结合孩子舌苔面色判断孩子是否气虚，如果是气虚，就要吃玉屏风颗粒补气。如果孩子小便多，尿床，就不推荐用白茅根（白茅根利尿）。

绝大多数腺样体肥大的患者血常规显示有慢性炎症，孩子经常表现出入睡汗出，烦躁，蹬被子，撩衣服，露肚皮等症状。《医学衷中参西录》认为"白茅根能将脏腑经络间之毒热尽数排出……毒热清肃，烦躁自除矣"，尤其提倡"白茅根必用鲜者，其效方著"。有医案记载治疗成人温病兼痧疹，用白虎人参汤加减无效，最终用鲜白茅根六两仅两剂即痊愈，后总结经验为"多用可至十两，少用亦须至四两"。专病门诊医师凡是看到孩子血常规显示有慢性炎症，辨证有内热，不管是否流鼻血，都会建议用白茅根煮水让患儿喝一周。

六、吴茱萸

吴茱萸，味辛性温，善于温散肝胃之虚寒，也能解肝经之郁滞，有良好的散寒止痛、降逆止呕的作用。用于治疗厥阴头痛，脏寒吐泻，脘腹胀痛，经行腹痛，五更泄泻。

将吴茱萸打粉，米醋调成糊，和成小圆饼，取大约1角硬币的大小，敷于足心涌泉处，用纱布绷带固定一晚，次日去除，连敷3天。主治口角流涎，口舌生疮，手足心热，无名发热。很多家长在家中备好此药，遇到孩子发热，不管是否积食发热，都用此法。如果在网上买到三伏贴的胶布，可以自己在家制备膏药，发病之时即刻调和药粉做成药贴，效果应该会很好。

专病门诊医师认为，孩子口舌绛红，口气较重，睡觉鼾声大作，频繁憋醒，就可以用吴茱萸敷涌泉，这是引热下行，不一定在发热时才采用。

此外，有很多报道：民间使用吴茱萸贴敷治疗小儿夜间啼哭、咳嗽、喘息发热、口腔溃疡、流涎、胃痛、腹痛、腹泻等。小儿腺样体肥大治疗周期长，在这十五个月的大周期里，孩子外感、宿病复发、脾胃内伤等病突然发生，都会让家长猝不及防，导致疗程进度被扰乱，所以建议大家备好敷贴胶布、米醋、吴茱萸粉。吴茱萸粉务必密封于塑料袋后再放在陶瓷或者铁罐内，防止药粉受潮走气。一旦孩子发病，初期就可以用这个方法，用上等米醋调和吴茱萸粉摊在胶布槽内，撕开胶贴纸贴在涌泉穴（见图2-28、图2-29）。一般是睡前贴上，早晨撕下来。

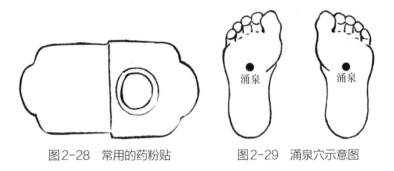

图2-28　常用的药粉贴　　　　图2-29　涌泉穴示意图

门诊有位外婆说，吴茱萸效果很好，她家孩子略有感冒、发热就贴上，病情没发作起来就好了，老人家很开心，女儿、女婿也不住地夸老人家厉害。她带孩子来针灸，不是因为孩子病情很严重，而是按照疗程来治疗的。一个老人家帮助子女照顾孩子日常生活，碰到孩子头疼脑热，家有吴茱萸粉，老人淡定自若，让孩子父母该干嘛干嘛，她拿出那个神奇的药粉，用心调好，和蔼可亲地给宝贝贴上，还给孩子讲个睡前故事，仅两三天孩子就好了。这里面也有身心医学的道理。有家长说，她发现这个方法能下火后，自己也用，有时晚上阴虚潮热口干，也采用这个方法，贴了当晚就缓解。可见这个方法不只对孩子有效。

七、大黄

门诊有一例腺样体肥大阻塞90%以上的孩子，呋麻滴鼻液连续用1个月，导致药源性鼻炎，鼻息音很重，白天都呼哧呼哧的。有一次复诊，孩子妈妈说这一周睡得比较安稳，经询问笔者得知孩子拉肚子5天了。由此笔者就想到，大黄的功效：攻下积滞，泻火解毒，凉血止血，活血祛瘀，清泄湿热。腺样体肥大患者都有鼻窦炎、扁桃体炎等，其证型属热毒蕴结，或痰湿瘀阻，或久病成瘀，不管是否有大便秘结，采用泻火以清上毒，活血以化腺体之瘀，轻微泻法是可以施行的。

大黄5g泡水，让孩子频频小口喝，出现轻微腹泻就意味着当天的量够了，余下的全部倒掉。可按同样方法连服3天。这样的泻不至于伤正，对于启动期的治疗是有重要意义的。

八、香囊与熏鼻方

专病门诊医师给所有初诊患者开两种草药方。7副用于制作香囊，7副用于熏鼻子。香囊方，按照药方把一副香囊组装好放到布袋里，床边、书桌、私家车、书包等处各放一个，有家长把草药做成枕头。中药的味道提神醒脑，有助于改善鼻腔的通气状态，1个月之后香囊味道淡了，就需要换了。但也请注意，应该以孩子乐意接受为准。熏鼻方，把草药放入药锅，大约需要浸泡30分钟，常规煎煮即可，注意里面的薄荷要后下，用鼻子吸热气腾腾的药液蒸汽，靠热气给脸部、鼻窦区域加热。我们推荐把辛夷剥去毛壳留用花心儿，煎煮好药液冲烫花心儿，熏鼻子效果会更好。

购买一个熏面仪器，把煎煮好的药液倒入熏面仪，利用机器鼓出蒸汽给口、鼻、眼加热，孩子们使用起来非常方便。

熏鼻的时间应该至少在5分钟，最好能坚持10～20分钟，对于急性鼻窦炎效果更理想。

熏鼻方应该在鼻腔通气后再使用，因为蒸汽要经鼻孔进出才有效。这个道理很简单，但很多家长没有理解。孩子在熏鼻子时可以鼻吸鼻呼，也可以鼻吸口呼，切不可口吸口呼。

香囊方和熏鼻方对过敏性鼻炎和鼻窦炎有保健作用。我们建议尽量避免给孩子服用药物，主要是由于孩子毕竟年龄小，肝肾功能和成人有别，不能盲目地应用成人的治法。熏鼻方药液冷却后可以仰头漱口，漱口的具体方法对大家已有科普，可以参见"小儿腺样体"微信公众号里的相关帖子。

第六节　功法锻炼

　　功法锻炼不是简单的强身健体，有美容整复，引流鼻窦积液以及对抗OSA的作用，是中医特色的康复锻炼方法。

一、少林内功

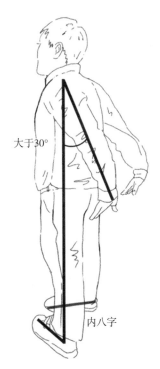

大于30°

内八字

图2-30　站裆后撑

两脚分开，与肩同宽，两脚成内八字，膝关节挺直。注意肚子要收，不要鼓起来；两个臀部要微微夹紧（可以和孩子解释说憋大便的感觉），不要翘臀；两肩放松，不要向上耸；上肢后伸，上肢与躯干成30°以上的夹角，肘伸直，腕关节也背伸（像手按在桌子上一样），下颌微收，头顶平，目前视（见图2-30）。

这个动作是少林内功内壮强身功法，动作简单，见效快。只要做3分钟就能浑身发热，额头微汗。此功法尤其适合小学以上的儿童锻炼。练此功具有发汗解表、提神醒脑、宣通鼻窍、增加肺活量的功效。每日定时练习3～5分钟，只要能保持每天1次，坚持1个月以上就会出现体质改变。

二、易筋经

我们推荐易筋经工尾势，包含俯身按地（见图2-31），左右掉尾（见图2-32），直身振足（见图2-33、图2-34）三个动作。

1.俯身按地

弯腰、抬头是易筋经练习方法，这个动作可以防止孩子得颈椎病。如果低头从两腿中间看后上方，这是上颌窦引流体位。每个动作都可以坚持2～3分钟。

2.左右掉尾

俯身手按在地上，头侧歪，侧弯躯干，头–身–臀部成"C"形，此动作有助于左右筛窦、蝶窦、上颌窦引流。这个动作其实和小猫回头咬自己的尾巴动作相似，建议家长和孩子

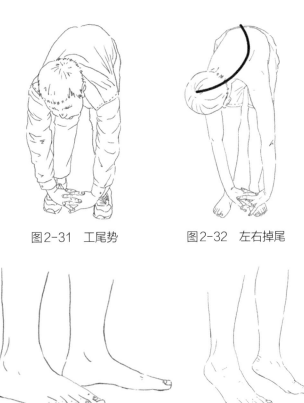

图2-31　工尾势　　　　　图2-32　左右掉尾

图2-33　振足1　　　　　图2-34　振足2

可以设计游戏在家里玩。

3.直身振足

直身振足有助于筛窦和额窦引流。要求脚跟离地，突然落地，"咚咚"有声。

慢性鼻窦炎浓鼻涕比较多时，应该先用呋麻滴鼻液收缩鼻腔黏膜血管，然后再用生理盐水冲洗鼻腔，最后再用易筋经功法引流。积液经生理盐水稀释后，采取恰当体位会较易流出来。

三、六字诀

六字诀是练习呼吸吐纳的功法，包含"嘘、呵、呼、呬、吹、嘻"6种，我们选用"呼"字诀。

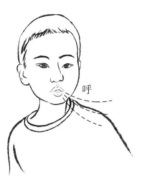

图2-35 呼字诀口型

呼字诀：上下牙分开，口唇撮圆，像吹蜡烛，注意不要撅嘴巴。在此口型的基础上，轻轻送气发"呼——"的声音（见图2-35）。

动作要求：口唇撮圆，眼睛睁大，轻轻吐气，保持气流稳定，气息做到"匀、细、柔、长"。

功效：口唇撮圆有助于锻炼口轮匝肌，改善腺样体面容牙齿突出，嘴唇卷缩的形态。坚持吐气训练有助于提升舌骨肌群肌张力，增大口咽腔管径，有助于对抗熟睡中呼吸道塌陷。

四、舌康复操

腺样体肥大的孩子应该加强日常生活中舌头的锻炼。舌康复操是一组舌体小游戏。

动作要求：张开嘴巴，极力将舌头向外伸出，向上舔鼻尖，向下舔下巴。

功效：这个动作能够激活颏舌肌，颏舌肌肌力增强之后就会牵拉舌体前移。这个锻炼有助于OSA患者康复。

此外还有打响舌康复操，可参阅"小儿腺样体"公众号相关微信贴子。

五、唇康复操

腺样体肥大的孩子容易出现龅牙，上唇短缩卷曲的现象，应对这种面容需要进行康复训练。最简单、最有效的方法就是打响波。

动作要求：口唇紧抿，在用嘴噏吸的同时快速张口，上下颌分开口唇分离发出"波"的声音，具体过程分解如下（见图2-36、图2-37）。

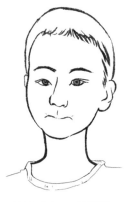 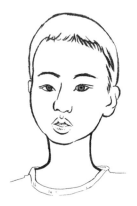

图2-36　口唇抿紧　　　图2-37　快速张嘴

1.口唇抿紧。

2.上下颌微张，用力吸气，口腔形成负压，口唇缩进口腔里，上下牙可以轻咬口唇。

3.快速张开嘴巴，口唇被动分离，可以发出清脆响亮的"波"的声音。

4.家庭游戏。在家里创造快乐祥和的气氛，家庭成员打招呼，可以用此方法。比如喊孩子是打几声，喊爸爸是打几声，另外可以开展比赛，看谁打得清脆响亮。还可以在家长上班，孩子上学的时候，用此方法配合扬手飞吻的动作，表示彼此道别。

功效：口轮匝肌被激活了，对突出的门牙有回缩作用，对短缩且卷曲的上唇，有助于拉伸变长。

居家康复训练，推荐30次一组，休息按摩口唇10秒，再来一组。很多家长担心孩子变丑就选择手术，其实发现面容改变，即使手术也为时已晚，但是何时做康复训练都不算晚。无论手术与否，都要重视康复训练。专病门诊医师目前鼓励患者及早开始康复训练。

第三章

居家养护篇

- 环境起居卫生
- 日常养护
- 专病门诊说明
- 求助问答篇

第一节　环境起居卫生

一、环境

中国地大物博，一方水土养一方人。有些人身体很敏感，出差或搬迁到一个新的地区，身体往往产生反应，我们常说这是水土不服。本书所谈的环境改变是孩子居住环境的改变。这个环境的改变可以是很大范围的，也可以是很小空间的。我们可以想到南方与北方，东部与西部水土环境差异，但对于孩子而言，还有托班、幼儿园、小学环境的差异。

其实居住环境改变也包括从妈妈子宫里来到这个世界。子宫里四季恒温，对细菌和病毒有屏障。婴儿出生，其身体的皮肤首先要经历一次阴道微生物群的洗礼（自然分娩和剖腹产对孩子身体素质的影响一直是活跃话题），伴随第一声啼哭，第一次吮吸乳汁，外界微生物开始在鼻腔、口腔、咽喉、胃肠道等处定植。新生儿有母亲赋予的抗体可以在出生半年至一年内很少生病，即使得病，只要治疗得当，也会很快痊愈。随着母亲给予的抗体消耗殆尽，婴幼儿饮食逐步向成人过渡，活动场所不断扩大，探索未知领域的同时，更多的微生物也会和孩子密切接触。孩子上托班、幼儿园和早教机构，这些都是全新的环境。

从出生到8岁之前，孩子经历子宫−褓褓−家庭−托班−

幼儿园—小学6次大的环境改变。我们知道买房子、装修、乔迁新居是个大事，可是对于孩子而言，这6次都是同健康密切相关的大事。这些环境改变可能是孩子发病的诱因，疾病的转归又都和孩子在新环境下所接受的护理有密切关系。

环境周期性的改变也会对部分孩子的身体健康产生影响，比如在寒暑假开学之际孩子往往容易发病，有些孩子的身体状态甚至一周内都呈现周期性波动。如果我们理解了环境变化对健康的影响，那么后续所谈的作息、衣着、被褥等也就更容易被理解了。

诚然，孩子作为蓬勃发育的生命，天生就是要战斗，就是要克服挫折，不断成长，但是，如果我们没有乐观其成而是帮了倒忙呢？如果孩子先天禀赋较差，比较敏感和脆弱呢？可能笔者很难用简单的话告诉大家孩子会怎么样，也很难告诉大家如何应对环境改变。第一次做父母，大家没有经验，即使有了第二个孩子，也没资格高谈阔论，因为谁也不能未卜先知。更不幸的是，有些家长本身也体弱多病，是过敏性体质，有哮喘、湿疹、鼻炎等，这些让整个家庭苦恼不已。

如果大家对环境—疾病—心理有足够认知，发病之前有所准备，发病之后有序应对，家长的坦然也能增强孩子面对疾病的勇气和信心。

二、心理

情绪状态对孩子健康有重要影响，紧张、焦虑、抑郁、开心等各种状态都能影响免疫功能。比如父母经常吵架，孩子就会胆小害怕，哮喘症患者就容易发病。碰到开学季，孩子就会紧张和焦虑，晚上睡不好觉，白天哭闹，食欲不振，容易导致感冒、咳嗽。中医认为，父母吵架会伤害孩子的肾（请网络检索郝万山老师的相关视频）。

中医认为，五脏六腑和人体情志一一对应。专病门诊医师发现，目前小儿腺样体肥大相关疾病与肾的功能最为密切。原因在于：①肾藏精，主生殖和发育（小儿腺样体肥大表现为身材矮小，发育迟缓）。②肾主骨生髓，在骨骼、牙齿、听力、脑等的形成方面起重要作用（小儿腺样体肥大患者常见龋齿、耳鸣、注意力缺陷等）。③肾主水，在体内水液代谢方面起重要作用，肾在志为恐，《黄帝内经》云"恐则气下"，肾气不固容易产生尿失禁、尿床等相关症状（小儿腺样体肥大患者常伴见尿床、尿频、尿急、腹泻、便秘等，我们也了解到个别家庭对孩子采用粗暴的教育模式，动辄打骂）。④肾主命门之火，是推动人体生命活动的根本动力（小儿腺样体肥大患者常见手脚冰凉、气虚自汗）。⑤肾主纳气，有能帮助肺脏吸气和降气的作用（小儿腺样体肥大常伴见咳嗽、哮喘、肺炎等）。⑥肾之阴阳，濡养和温煦全身各脏腑（小儿腺样体肥大患者常见脾胃虚弱、肝火旺、脾气急、心肺气虚）。

家长对孩子的治疗方案有争执，家庭成员对孩子居家养护有分歧，以及错误的健康理念对孩子产生持久的伤害。家长无意中以爱的名义做很多伤害孩子的事，可能导致孩子自卑、懦弱或者脾气倔强，任性、粗鲁。还有一些孩子在学校遭受了校园霸凌，如果被及早发现，及时正确干预，孩子最终会勇敢面对挫折、健康成长；但是有很多孩子没有及时向老师和家长求助，长期默默忍受，出现厌学、抑郁以及其他身心障碍表现。我们在专病门诊发现了一些这样的病例。

专病门诊医师不是仅仅关注那个肿大的腺样体，而是应该关心有关孩子健康的诸多因素，一切都是为了孩子。

三、睡眠

世界卫生组织（WHO）有关儿童睡眠的指南表示，儿童应保持足够的优质睡眠，1～2岁对应11～14小时，3～4岁对应10～13小时的优质睡眠，包括打盹、有规律的睡眠和唤醒时间。我们关心孩子的睡眠质量，绝不仅仅是问孩子睡觉时长、是否打呼噜，我们需要知道孩子睡觉翻身、打滚、踢被子、撩衣服等情况，张口呼吸、打呼噜、OSA、出汗、尿床等相关情况。

我们提醒家长观察孩子有没有起床气，起床后是否困倦。拥有良好睡眠的孩子，醒来之后是开心、快乐且精神焕发的。如果保证了孩子睡眠时间长度，孩子还有非常大的起床气，我们怀疑孩子睡眠质量有问题。

我们社区调研发现，有78%以上的家长对睡眠健康缺乏了解，或者有错误的认识，孩子睡眠有问题却不知道去哪个科就诊。正确就医的思路是，经治疗之后症状依然存在，就应该换科室，而不是换医院，到正确的科室比到多家医院就诊更重要。我们提醒家长，如果孩子持续存在睡眠问题，伴随感冒、咳嗽、哮喘、扁桃体肿大、腹泻、便秘等情况，应该去耳鼻喉科、小儿腺样体专科就诊。

四、衣着

网上有个段子："有一种冷叫'某某觉得你冷'"，这里面可以填的人称大致是妈妈、外婆、奶奶等。关于衣着这事，专病门诊医师发现，有的老人担心孩子冻着，将孩子裹得里三层、外三层。在室外不活动的情况下，这些衣服可以御寒，但是孩子一活动，身体热量散不出来，就会出汗，出汗未能及时擦拭，孩子就容易着凉感冒。

专病门诊团队反复和家长讲，孩子不要穿太多的衣服。即使是很冷的冬天，笔者依然建议孩子穿一件贴身秋衣，加一件保暖的毛衣，然后加一个坎肩，外面再罩一件轻便的羽绒服就行了。孩子的衣服要及时添减，室外可以穿得多，室内就要把外套脱了。坎肩可以给后背和胸腹部保暖，多余的热量可以从上肢散掉。

家长可以检查孩子的手，手微热即为最佳状态；摸后颈、上背部，查是否有汗。孩子天性好动，家长是无法管控的，纵使有笨重衣服的束缚，他们也会挣扎奔跑、跳跃，这些动作都会产生大量热量，由于散热不及时而后背出汗，未能及时擦拭，运动一停，体温就下降，湿冷的衣服黏在后背上，很多孩子因此受凉感冒。

感冒会让孩子身体抵抗力降低，如果体内有病灶（鼻炎、鼻窦炎、扁桃体炎等），此时容易旧病发病。孩子们很少是因穿得少而冻病，绝大多数是穿得太多，活动出汗，因出汗着凉而发病。

五、被褥

孩子着凉感冒往往发生在季节变换的时候，冬天很冷，他们知道蜷缩身体，捂紧被子。但在春夏交接之际，气温20℃左右，盖薄被子凉，盖厚被子热，很多腺样体肥大的孩子睡觉打滚，把家长盖好的被子蹬开。夏天30℃以上的时候，如果赶上半夜暴雨，温度骤降，孩子就容易着凉。被褥和衣着的道理是一样的，都要"三分寒"，冬天给孩子盖较薄的被子，让孩子睡时因冷蜷缩身体，夏天给孩子盖薄毯子，或者穿连体睡衣即可。

门诊发现有30%以上的孩子对尘螨过敏，其实这种过敏不是对活体尘螨过敏，而是对尘螨尸体破裂后释放出来的蛋白酶过敏，专病门诊医师推荐各位家长对被褥衣物采用"暴晒灭尘螨，清风吹皮屑"的方法。如果没有条件晾晒，那就购买洗衣和烘干一体机，采用高温清洗和烘干的方法灭螨以降低过敏原。如果家中有地毯，就需要2周左右清洗一次。如果孩子对洗涤消毒液过敏，清洗时应该避免孩子在室内，为了降低化学试剂对孩子的刺激，可以再用热水清洗一遍，白天通风之后，晚上再允许孩子返回室内。

冬季反复发作的哮喘，应考虑蚕丝诱发过敏的可能。我们专病门诊发现有些孩子对蚕丝过敏。专病门诊医师尝试和家长沟通时，很多家长都很疑惑。购置蚕丝床上用品所需花费不菲，并且商家宣传蚕丝天然环保、保暖透气、柔软舒适、吸湿快干、轻松入睡、抗菌防螨等。很多家长不解其意，医师群体对于蚕丝过敏认识也不完全一致。有些医师认为经过多次处理的丝绸，很少诱发过敏。但实际情况可能是长久使用、反复晾晒导致蚕丝纤维断裂，蚕丝蛋白成分更容易脱落，这些蛋白扬尘弥漫于孩子口鼻周围，恐怕是导致一些孩子卧床就寝一拉被子盖在身上就鼻塞的原因。蚕丝过敏者可能对蚕的任一形态过敏，中药僵蚕是感染了白僵菌（一种真菌）的幼蚕，有些蚕丝致哮喘的患儿服用了含有僵蚕的中药也可能发生过敏。据国外文献记载，对蚕过敏者，还可能对飞蛾、蝴蝶过敏。诊断蚕丝过敏，应仔细检查发病情况，即其发病与好转是否与接触和离开蚕丝的环境有关，检查方法有皮肤试验、血清检测蚕丝特异性IgE、必要时进行激发试验等，需要请变态反应科医师会诊。

六、枕头

枕头紧贴口鼻、面颊，承托我们的头颈。经过一晚上的时间，枕头会沾满头屑，吸附孩子呼出的潮气，沾染皮肤分泌的油脂和汗水。在天气闷热的时候，枕头最容易滋生细菌和尘螨。很多家长注意床单被罩的清洁，忽视了枕套和枕芯的卫生。

有很多腺样体肥大的孩子对螨虫过敏。这个离口鼻如此之近的枕头有可能就是孩子很重要的过敏原仓库，高温出汗较多的天气，每天清洗一次都是应该的。买一个防尘螨的枕套很重要；或者，每天晚上盖一个方便更换的枕巾，这样做能尽可能减少吸入过敏原。

七、湿度

中医认为，湿为重浊之邪，属阴，其性黏腻、停滞、弥漫，其伤人多隐缓不觉，易导致多种病变。湿邪阻遏阳气常先困脾，使人困倦嗜睡；湿邪黏滞不爽，孩子喉间有痰，咳吐不爽，鼻流黏着黄白鼻涕；湿邪夹杂风邪可致湿疹，瘙痒难忍，抓破流水，缠绵难愈。

研究发现，湿度过大的环境也不利于人体健康，人们可能会感到恶心、食欲缺乏、烦躁、疲倦、头晕等，时间长了还容易患风湿性关节炎。按照我国室内空气标准，夏季室内湿度以40%~80%为宜，冬季应控制在30%~60%。适合老人和小孩的室内湿度为45%~50%，哮喘等呼吸系统疾病患者适宜的室内湿度在40%~50%。

螨虫适宜生存的环境是：温度20~30℃，相对湿度在65%~80%。它们喜欢在潮湿的环境中生长，室内湿度到65%以下，螨虫活性就会降低。在我们腺样体肥大家长群"除湿机是南方家庭标配电器"已经成为共识。梅雨季节空气湿度可高达100%，低层住户室内很潮湿，更有的家庭老人没有除湿意识，觉得开窗通风有益于身体健康，甚至外面阴雨绵绵，还整天开窗通风。

患有过敏症、哮喘的人如果居住在潮湿发霉的建筑里，更容易出现健康问题，比如因真菌孢子、其副产物和其他挥发性有机成分造成的炎症和毒性反应。真菌不需要液态水也能生长，只要相对湿度达到80%以上即可。相对湿度低于65%，几乎不可能滋生真菌。如果室内的相对湿度未得到控制，在一天中的不同时间段或者随着季节变化，相对湿度会相应改变，真菌繁殖的风险也会增加。真菌的表面积较大，具有很高的吸湿性。因而它们能直接从空气中滤吸水分子。一旦真菌在冷壁上滋生，这一过程会进一步增强。若进行湿度控制，能将相对湿度控制在50%以下，那么所有微生物都会停止生长。相对湿度升高（50%～70%）微生物会缓慢生长。

如果家里孩子诊断为腺样体肥大且尘螨和真菌过敏，我们的居家护理方案要求要除湿、防霉、抑螨。如果需要验证效果且度过梅雨季节，孩子需要搬离之前寝室，此寝室门窗应该保持关闭，除湿机要连续运行1周才可入住，之后每天两次或三次开窗通风10分钟左右即关闭门窗，仍然可以继续除湿。孩子的被褥、枕头也要彻底清洗且高温烘干3遍以上，有条件的可以选用防尘螨床上用品。

八、温度

夏天，大人看到孩子出汗就觉得热，给孩子喝冷饮，吹空调，生怕孩子热着。冬天，大人怕孩子冷就要拼命给孩子穿衣服，裹围巾，生怕孩子冻着。一旦发现孩子发热，家长就马上给孩子用退热药，生怕发热导致肺炎、脑炎。

肺炎、脑炎是病原体感染造成的，发病与否取决于病原体的量和人体的免疫状态。机体免疫状态和温度有密切关系。人体免疫系统中 I 型干扰素的功能受温度影响很大。有研究表明，感冒病毒会在33℃的器官细胞里大肆复制，但是，同样的病毒则不能在37℃的器官细胞里有效复制。发热会让人体免疫细胞识别、吞噬、杀伤能力极大增强，体温维持在38.5℃以上6小时能有效提高免疫系统对病原体的清除作用。发热本身并不会造成肺炎、脑炎。我们所说的"发热"是亿万年来生物进化、大自然选择的结果。所以，发热最好不要立刻使用退热药。

目前医学研究认为，体温要达42℃甚至更高，才会造成脑细胞损害或死亡。通常由感染所引发的发热很少能超过40.6℃。少数特别的情况，如中暑、热射病等，由于下丘脑体温调节中枢功能异常，不能正常控制体温范围，可能会达到超高温的水平，这种情况必须立刻实施降温治疗。

专病门诊医师建议，即使冬天也不要给孩子穿太多的衣服，因为孩子生性好动，一动就会产生很多热量，衣服太厚会使热量郁积，身体就会靠出汗排热，出汗带走大量热量，衣服会湿冷，一旦不再运动了，身体产热减少，孩子就容易着凉。专病门诊医师建议，暑期白天不要让孩子长久待在空调房间里，夜间家中空调温度不要太低，一般应该在26℃左右，风口不能直接对着孩子吹。晚上睡觉，卧室最好不要开空调，而是采用客厅空调为卧室降温的方法。因为孩子睡觉容易出汗，身体受压的部位出汗更多，一旦翻身，出汗部位受风着凉就会感冒。采用客厅降温的方法，可使卧室处于无风且凉爽的状态，孩子入睡后既不会觉得热，睡着又不容易着凉。

第二节　日常养护

一、戴口罩

引发过敏反应的过敏原有室内尘螨、皮屑、毛发等，还有室外花粉、粉尘、空气雾霾等，此外还有人对冷空气过敏。早在新冠肺炎（COVID-19）流行之前，专病门诊医师就建议患儿家庭加强防护，大人得病需要戴口罩以避免将病菌传染给孩子，孩子也要养成戴口罩的习惯。很多朋友在专病门诊反馈，2020年度坚持戴口罩，过敏性鼻炎没有发作或者症状很轻。

经口罩过滤，被吸入口鼻之内的空气中的过敏原大大减少。由于口罩的包裹，呼出的水气停留在口罩里，可以避免干燥、寒冷的空气刺激。专病门诊医嘱要求小儿腺样体肥大患者务必戴好口罩，到了过敏性鼻炎发作季节时，更要坚持戴口罩，即使在家也应该戴。

长久戴口罩会勒得耳朵痛，可以用绳子、塑料卡子或其他工具从后头部拉住口罩皮筋，减轻对耳朵的牵拉。戴口罩只是口鼻略感不适，收获的是健康，这是值得的。

二、饮食

有一位妈妈说，她的孩子有严重的食物过敏伴腺样体肥大，在一个民间大师那里治疗，那位大师要求孩子忌口，不许吃这个那个，孩子母亲表示有半年多孩子只能喝小米粥，导致孩子严重营养不良。在一个微信群里，也有人说不能吃苹果，不能喝牛奶，不能吃草莓等。适当回避过敏原是可以的，但过度的食物禁忌会让孩子营养不良，抵抗力更差，更容易得病。专病门诊医师的意见是首先保证营养均衡，满足孩子身体生长和发育的需求。

饮食富营养化属于时代病，孩子表现得更为突出。目前精细加工食品、碳酸饮料、糖制品、油炸和膨化食品等，孩子们都无法避开。日益增长的人口需要食用更多的肉、蛋、奶，为了保证圈养牲畜存活率，提高产量，养殖场不可避免地使用饲料添加剂、抗生素、激素。已经有越来越多的研究关注添加剂、激素、抗生素等对身体健康的影响。如果孩子是过敏体质且有严重的腺样体肥大，不管是否肥胖，都应该进行饮食控制。专病门诊医师建议患者家庭彻底改变既有饮食计划，只吃应季水果、蔬菜，肉类选购农家饲养的黑毛猪（吃粮食和蔬菜熬煮的猪食，饲养周期长达1年）。

我们目前建议家长监督孩子，严格控制冷饮、蛋糕、巧克力等食品摄入，居家养护要注意，首先是大人不要给孩子买，大人也要控制对这些食物的欲望或者不能当着孩子面吃。家长应根据过敏原报告合理制定膳食营养计划，鼓励孩子补充坚果类食物，比如核桃、松子、开心果、花生米等。这些食物富含大量对人体有益的微量元素，有助于改善免疫力和促进智力发育。专病门诊医师更看重吃这些食物能锻炼孩子的咀嚼功能，有助于牙齿健康和口颌正常发育。

三、洗手

新冠病毒对世界带来巨大的影响，防范新冠病毒的方法对孩子上呼吸道感染也有积极的预防作用。新冠疫情给我们的生活带来巨大影响，勤洗手的观念已经被大众接受。

儿童天性喜欢四处触摸，时不时抠鼻子，揉眼睛，有的孩子喜欢把手放到嘴巴里啃，大人未必能及时给孩子洗手消毒，可能因此引发孩子上呼吸道感染，刺激腺样体而引起其肿大。洗手应该有两个步骤：清洗污渍和消毒杀菌。很多洗手液有杀菌的作用，如果不能清除手上的污渍，洗手液消毒杀菌的作用也会受到影响。过分强调杀菌消毒，会对人体手部皮肤正常菌群有影响。孩子接触了油渍需要用肥皂把油渍去除，双手打上肥皂搓摩20秒，肥皂泡出现且破碎的过程就能破坏病毒外壳的脂类成分，使其丧失感染正常细胞的能力。世界卫生组织敦促公众"永远不要低估一块普通肥皂的力量"。

日常生活中尽量避免用手接触公共物品，可以用肘尖或笔帽触碰电梯按钮。若无法避免接触门把手、公交车手扶栏杆等公共用具可以用餐巾纸包裹一下再操作，这样就降低了手接触病菌的概率。好的卫生习惯可以保障孩子身体健康，家庭内部花一定时间和精力培养孩子这些习惯非常有必要。

四、刷牙

腺样体肥大会阻塞后鼻孔，孩子因鼻塞而口呼吸进而造成上腭高拱，牙周变形，影响牙齿排列，牙齿的发育不良会影响颜值。查看牙齿是专病门诊常规体检之一，查看项目：上门牙是否旋转，是否有缝隙，牙龈是否裸露，口腔牙齿排列是否拥挤，是否有龋齿、牙菌斑等。

有很多孩子喜欢吃零食，睡前吃甜食，或喝酸奶，如果长期不刷牙、漱口，会导致孩子牙口不良。很多牙科医师建议吃完饭之后立即漱口，并指出这个习惯对牙齿的健康至关重要。

在孩子婴儿时期就应该清洁口腔，早晚刷牙、饭后漱口，应避免睡前和半夜喝奶，如果无法避免，应该喝奶后及时漱口。牙齿长出后，哪怕只是两颗门牙，也要认真刷牙。选用孩子喜欢的水果味牙膏，有助于让孩子喜欢刷牙。孩子吃了肉丝或蔬菜，可能会有食物塞牙缝，这时就需要用到牙签或牙线。如果孩子小，不会用这些工具，大人可以帮忙，大一点的孩子要教会他们自己剔牙。

五、漱口

腺样体肥大的孩子常见龋齿和扁桃体肥大，检查患者口腔是例行常规。如果就餐不久前来就诊，可见舌根部和牙齿缝有食物残渣，这些孩子容易发生口腔溃疡和扁桃体炎。专病门诊医师会叮嘱孩子平时用淡盐水漱口，在急性炎症期间用浓盐水漱口，有助于缩短病程，减轻痛苦。

仰头深度漱口法详见"小儿腺样体""无痛一身轻"微信公众号，读者可以在微信检索"小儿腺样体科普系列—盐水漱口"，在小儿腺样体家长群把仰头深度漱口作为家庭作业布置给大人和孩子，要求大家必须认真完成。

六、洗鼻子

盐水洗鼻子已经成为过敏性鼻炎常规干预方法之一，有用海盐水喷雾冲洗，也有用洗鼻壶冲洗，还有家用洗鼻器，其加热、自动冲洗功能很便利。有家长反映使用机械式洗鼻器，水压不好控制，导致孩子耳朵胀痛。还有孩子使用一段时间机械洗鼻器后导致中耳炎复发。

专病门诊医师建议采用仰卧位滴灌式深度洗鼻法。体位一般选择仰卧位，把生理盐水慢慢滴入鼻腔，配合轻轻拍打额头，让盐水冲刷鼻道、鼻窦口和腺样体黏滞的分泌物，起身之后配合蹦跳运动和擤鼻涕能有效地改善鼻腔通气状态，可作为日常护理的方法之一。个别患者鼻甲肥大，鼻道有脓性分泌物，可以尝试先用药物收缩鼻腔血管，扩大鼻道间隙之后再用生理盐水冲洗。洗鼻壶和自动式洗鼻器一般是站立体位操作，这种体位很难冲洗到筛窦和腺样体（见图3-1）。

七、引流

学习本节之前建议复习腺样体和鼻窦解剖知识，了解不同组鼻窦发炎的症状特点。

准备：呋麻滴鼻液1瓶（10mL）、生理盐水1支（10mL）、面巾纸1包、检查床、50℃温水500mL、10mL注射器1支、水杯500mL容量。

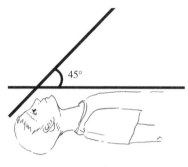

图3-1　洗鼻子体位

第一步：水浴。水杯放温水，把生理盐水和呋麻滴鼻液在温水中升温，以不烫手背为合适温度。

第二步：体位准备。仰卧，绝对仰头位（见图3-1）。

第三步：滴鼻。滴呋麻滴鼻液1~2滴，揉按鼻子促进药液扩散和吸收。

第四步：大量液体冲洗。如果患者有鼻窦炎且腺样体肿大85%以上，可以采用大量液体冲洗引流法。采用6~10mL生理盐水，在第三步的基础上再采取同样体位左右两侧各滴注3~5mL生理盐水，配合握拳用小鱼际敲打额头、侧颞部（见图3-2）。

第五步：引流。上颌窦积液，取仰卧位，头向健侧转，保持15~30分钟；若双侧均有积液，做完一侧再做另一侧；如患者是额窦或筛窦积液，取坐位引流。做捏鼻闭口吸气动作，使鼻腔成负压，便于鼻窦内积液进入鼻腔。

第六步：擤鼻涕。将大量液体滴入鼻腔后，患者应立即起立，将鼻腔里的液体排出。在保证鼻腔通气状态下，按住一个鼻孔轻轻擤鼻子，身体可以变换多种体位，做适度蹦跳运动，也可练习"易筋经"，可以方便把更多的鼻窦积液擤出来。

注意事项如下：

1.专病门诊医师对呋麻滴鼻液的使用非常谨慎，1～2次/天，一般疗程不会超过3天，1个月用1个疗程即可。

2.身边需要放一大包面巾纸备用。

3.如果早上时间紧张，可以省略第五步，在上学路上做第六步即可。

鼻腔血管收缩药不可使用过久，避免引发药源性鼻炎。有家长给孩子连续使用呋麻滴鼻液长达1个月，孩子鼻腔黏膜肿胀，导致孩子白天鼻音也很重，这已经是药源性鼻炎表现了。

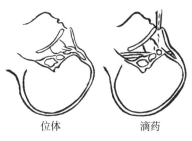

位体　　　　　　滴药

图3-2　引流

八、抠鼻子

笔者在专病门诊看到好多孩子不停抠鼻子，有的妈妈或爸爸就凶孩子："不是和你说过了吗？不许抠鼻子。"有的家长狠狠打一下孩子的手。有的妈妈和颜悦色地说："宝宝乖，抠鼻子不卫生，会把好多毛毛虫送到鼻子里，鼻子会越来越痒，鼻孔也会越来越大，最后成了牛的鼻孔那么大，黑乎乎的好丑。"

挖鼻孔这种讨厌却又无可避免的习惯，1/4的青少年平均每天进行4次。挖鼻孔行为，医学术语称之为"强制性挖鼻综合征"。抠挖鼻屎硬痂会导致鼻出血。据报道有人过度挖鼻孔，直接把鼻中隔挖穿孔。

如果孩子鼻痒难忍，检查鼻腔里有鼻屎硬痂，家长可以滴入几滴温开水，再配合轻轻捏挤鼻孔，鼻屎湿润后，轻轻擤一下就会出来。还可以使用专用的小棉棒，温水沾湿后，慢慢送入鼻腔并轻轻转圈，鼻屎也可被带出。芝麻油滴入鼻腔既能软化鼻屎硬痂，又能止痒消肿，如果孩子对芝麻油过敏，可以用凡士林。

专病门诊检查腺样体肥大的患者有严重的过敏性鼻炎、鼻窦炎、鼻甲肥大、鼻溃疡。我们建议使用抑菌软膏。将抑菌软膏涂抹在医用棉签上，两根棉签相互涂抹保证均匀，把棉签送入鼻甲和鼻中隔夹缝中轻轻转动，然后用拇指、示指捏住鼻孔轻轻挤压按揉两个鼻翼，让软膏均匀涂抹在鼻道里，促进脓涕硬痂湿润软化，轻轻擤鼻涕就能把鼻涕脓痂擤出来。抑菌软膏的中药成分有助于鼻腔溃疡黏膜修复，有助于肿大的鼻甲炎症消除，提高鼻腔通气性。

九、鼻腔喷药

很多家长咨询，是否可以使用西医激素类鼻腔喷雾剂，我们并不拒绝西药。这些激素类药物疗效确切，在首次给药12小时即能产生明显的临床效果。但这些药物使用需要一定技巧，可惜很多家长对此并不知晓。现简单介绍如下。

1.清洗鼻腔。参照洗鼻子和引流。

2.用力振摇试剂瓶，使药液均匀。

3.保持坐位，喷雾前先呼气，头部稍向前倾斜。

4.以右鼻孔为例。右手拇指向外侧推颧部皮肤以扩大鼻孔。同时右手中指按压左侧鼻孔，用右鼻孔做深呼吸动作。左手持喷头，沿鼻中隔对准鼻道间隙塞入右鼻孔。

5.慢慢地用右鼻孔吸气同时挤压气雾剂的阀门，喷出药雾。在抽出喷雾器之前需保持挤压阀门动作，以防松掉阀门产生负压，鼻中的黏液和细菌因负压进入药瓶（见图3-3）。

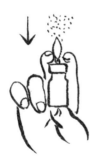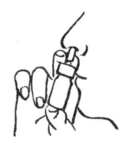

图3-3　鼻腔喷药

6.更换另一个鼻孔如前法操作。

7.定期清洁鼻喷雾器。取下防尘帽，轻轻取下喷嘴，在温水中清洗喷嘴和防尘帽，然后用流动水冲洗，空气中晾干后重新装上药瓶。注意不要用尖锐的器具捅喷嘴，这会导致无法释放正确剂量的药物。

8.下次使用时需揿按喷雾剂2～3次以保证药液以最佳雾

化状态喷出，然后再对准鼻道喷药。

注意：条目1非常重要，很多家长没有给孩子清洗鼻腔，鼻腔黏膜附着大量鼻涕，导致药物无法吸收，影响功效发挥。此外鼻腔没有开放，揿按的喷雾无法到达顶部深层鼻道，无法发挥作用。

十、清洁耳朵

腺样体肥大伴有中耳炎的患者需做听力测试，以确认是否有听觉障碍，早发现，早治疗，一般都不会对孩子产生严重影响。有些孩子听力下降和外耳道阻塞有关。专病门诊医师在内镜帮助下用镊子取出耳屎之后，孩子听力有明显提升，耳朵憋闷痒的感觉会消失。专病门诊医师建议定期给孩子清洁耳朵，如果耳屎干硬可以滴少许香油软化后再掏。如果在家操作不便就到耳鼻喉科请医师操作。

游泳、戏水可能导致耳朵进水，有慢性鼻窦炎、中耳炎的患者，进水之后着凉可能会导致急性发作。以下护理步骤，家长可以教会孩子或者带领他们一起做。

1.侧歪脑袋，蹦蹦跳跳，直到水自己流出来。身体侧歪，进水耳朵那侧朝下，用同侧脚支撑轻轻跳几下基本可以解决问题。如果效果不理想，可以配合向上提，向后拉耳郭，使空气进入耳朵，让吸附在耳道里的水失去负压，再结合蹦蹦跳跳的动作使水流出来。

2.使用EarDryer。尽管前面的方法奏效，耳朵里的水依然有一些残留。EarDryer（见图3-4）是一个类似洗手之后烘干双手的工具，通过小风口往耳道内送风，可以把残留在耳道里的水全部吹干，避免游泳池中病原微生物感染引发中耳炎。

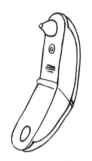

图3-4　EarDryer

十一、睡觉体位

有一种说法是为了让孩子头型圆正，孩子要仰卧位睡觉，所以有些家长看到孩子趴着睡觉就会把孩子扳过来朝天睡。专病门诊医师推荐腺样体肥大的孩子侧卧位睡觉，如果有孩子喜欢趴着睡觉，我们不鼓励家长改变孩子体位。阻塞性睡眠呼吸暂停（OSA）发生时是舌根后坠挤压口咽腔呼吸管道，俯卧位能使舌体向前下坠，有助于缓解对口咽腔呼吸管道的压迫，可能俯卧位就是这些孩子自发采取的舒适体位。

睡觉体位变换可能和鼻孔交替优势通气状态有关。比如右侧卧睡觉，左侧鼻孔在上，是优势通气状态，时间久了左侧鼻孔通气性下降，人体就会翻身成左侧卧，右侧鼻孔在上，处于优势通气状态，一段时间之后右侧鼻孔通气性下降促使人体再次翻身，以此循环。人体在入睡的整个晚上不会保持一个固定体位，也能有效避免肢体长久处于压迫状态导致血液循环不良。

有些孩子睡觉满床打滚、说梦话、哭喊，这可能和OSA有关，OSA导致孩子大脑受到缺氧信号刺激，产生一种恐惧、烦躁状态的梦境；有些孩子接受针刺之后当天晚上的睡眠质量得到很大提高；有些孩子入睡时自觉下肢烦躁不安，时有踩踏、踢蹬动作发生，有人认为这是"不安腿综合征"。明确诊断除了症状判断外，还需做一系列检查，其中一项就是PSG。考虑到"不安腿综合征"有遗传倾向，我们需要和家长进行沟通，应该对患者家庭成员尤其是老年人进行问诊。无论孩子是腺样体肥大、OSA，还是"不安腿综合征"，都应该明确诊断、完善检查、系统治疗，这些专病门诊医师的诊疗思路是适用的。

第三节　专病门诊说明

一、针刺与洗澡

腺样体肥大专病门诊的治疗方案包括针刺和穴位埋植，很多家长很担心孩子洗澡会不会引起感染。我们目前用的针具是0.16mm的超细针具，针体如此之细，因此拔针后很少出血。针刺的局部贴上揿针。我们选用的日本清铃牌揿针，胶布颜色和肤色接近，揿针胶布有很好的黏附力和透气性。笔者本人测试自身针刺之后穴位埋植一周的时间，数次游泳揿针也不会掉落，针孔也不会感染。夏天孩子出汗，有的孩子喜欢抠揿针，这也是容易掉针的原因。

我们在门诊向家长解释说明，针刺之后有穴位埋植，在一天之内，冲澡是可以的，不能泡热水澡。埋植后要注意观察周围皮肤，询问孩子的感觉。如果瘙痒难忍，就把揿针取下来；如果局部出现皮疹，可以涂百多邦或红霉素软膏。清铃牌揿针出现皮疹的概率极低，初次使用时需要密切关注。如果第一批揿针孩子可以安全使用，后续穴位埋植就可以放心使用了。

二、疗程说明

腺样体肥大门诊的疗程是一个系统，是一个大周期。有很多家长不理解，认为经过3~5次治疗，孩子鼻子通气了，

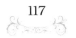

晚上睡觉不张口了，觉得好了就不来门诊治疗了。轻症孩子的确有如此好的效果，但是无论轻症还是重症，我们都建议家长带领孩子完成一个大周期疗程（见表3-1）。

大周期疗程包含启动性治疗、密集性治疗、巩固性治疗、康复性治疗、预防性治疗，历经一年一季度，合计15个月。这是我们数年门诊实践中，家长和医师共同总结的经验，是经过上百例患者验证过的，也是翻阅上百患儿病历，研究这些孩子的发病规律总结出来的。

启动性治疗和密集性治疗往往可以放在一起。因为孩子病情严重程度不一样，孩子体质有差异，孩子合并其他疾病的情况也不一样。简单地说，启动性治疗就是第一周的治疗，要求初诊快速评估，完成诊断，制定方案，务必在1周时间内让家长见到明显的效果。哪怕有效但是效果不大，都可能很难保证家长后续还坚持带孩子来治疗。

表3-1 腺样体肥大专病门诊疗程说明

治疗项目	治疗时间	治疗频次	治疗次数
评估1 接收患者	PSG、X线片、CT/MRI、鼻腔纤维镜、听力、身高、体重		
启动性治疗	1周	5～7/周	5～7
评估2 是否有效	确定是否有效，是否坚持，完善确诊/停止治疗		
密集性治疗	1个月	2～3/周	8～12

续　表

评估3调整治疗方案	鼻腔纤维镜/MRI、身高、体重，系统评估/停止治疗，取得快速就诊资格		
巩固性治疗	1个月	1/旬	3
评估4制定康复方案	PSG、身高、体重，系统评估/停止治疗		
康复性治疗	半年	1/月	6
评估5制定预防方案	CT/MRI、PSG、听力、身高、体重，系统评估/停止治疗		
预防性治疗	半年	1/2月	3
评估6结束治疗	CT、PSG、鼻腔纤维镜、听力、身高、体重，系统评估/获得最高VIP权限		
机动性治疗	节假日	1/节假日	5
合计	15个月		30～36

由于我们接诊病例的腺样体大多是堵塞85%以上，且数家医院或医师都建议手术的患者，所以疗效的评估显得至关重要。不管是西医还是中医，都需要做全面评估，尤其需要关注睡眠呼吸状况，因此我们重视多导睡眠图检测结果。如果孩子年龄太小不适合手术或者家长有较强的保守治疗意愿，我们会建议家长采用一种较密集的治疗方案，在治疗1周后，家长、医师和孩子就会共同评估效果如何。

如果有效，可以密集型治疗1～3个月，在这之后我们建议家长做鼻腔纤维镜或者多导睡眠图。如果客观指标显示有了较好的效果，我们会同意家长继续在专病门诊接受保守治疗。

值得欣慰的是，很多家长愿意和专病门诊医师合作，孩子得以顺利度过启动性治疗期，逐渐走向良性循环。尽管孩子年龄尚小，但是腺样体明显缩小，孩子睡眠质量都有明显改善，有的孩子已经不是阻塞性睡眠呼吸低通气综合征，有的孩子能够用鼻呼吸且不打呼噜了，甚至有些孩子连以前一直让家长焦虑的睡觉鼻息很重的现象都没有了，这是让我们感到最欣慰的。孩子得病，最心疼孩子的是家长，为孩子付出最多的是家长。专病门诊创建者和专病门诊团队很多成员都受这个疾病影响。我们和家长是站在一条战线上的。

如果孩子有顽固的鼻窦炎、严重的扁桃体肥大，并且急性发作一年多于4次，只要PSG显示中、重度阻塞性睡眠呼吸暂停综合征，即使是慢性炎症期，我们一般都会和家长很慎重地沟通，建议家长带孩子去做手术，终止保守治疗。

专病门诊团队理解家长关爱孩子的心情，我们可以试一试，既然努力过了，不得不手术，这是医学上的事情。我们要尊重科学，不能感情用事。应该说明，终止疗程随时都可以。启动性治疗效果不明显可以终止，启动性治疗有效但密集型治疗后效果不明显也可以终止。

如果医师评定患者腺样体过度肥大，严重堵塞呼吸道；复合疾病多，反复发作且症状严重；夜间睡眠质量差，频繁憋醒，血氧饱和度低；综合其他原因，手术利大于弊，尽管患者家长保守治疗意愿坚定，此时也应该终止疗程。

有一种爱叫作放手。有的患者，如果手术治疗是对孩子家庭的最佳选择，尽管我们的前期治疗有效，我们也清楚自己的使命是陪伴孩子到达适宜手术的年龄，我们会尊重孩子家长的选择，也敬重现代医学手术专家的诊疗意见。小儿腺样体专病门诊也是医学体系中一个分支，我们与时俱进，利用现代医学体系的多种诊疗方案为孩子健康服务。

第四节 求助问答

一、发热怎么办？

发热的原因有很多。即使到医院就诊之后，服用了医师开的药物，孩子发热也可能不会得到有效的控制。我们要明白发热是人体免疫系统在发挥作用，不能见发热就用药物退热，更不能自行服用抗生素。在常规居家保健按摩操作完成后可以重点再作推桥弓、捏脊骨皮、捏拿肩井，这些操作有退热作用。若发热体温低于38.5℃，并且有明确的饮食诱因，如暴饮暴食、外出就餐等，可认定为积食发热，则应该用开璇玑法；若发热超过38.5℃，合并有患儿不思饮食、精神不佳、哭闹不宁、嗜睡等，请及时至医院就诊。

二、便秘怎么办？

腺样体肥大的孩子会由于鼻塞而形成口呼吸的习惯。口呼吸严重影响咀嚼功能，加上有些孩子不喜欢吃蔬菜，这些孩子发生便秘的概率较高。捏脊骨皮配合开璇玑有助于增强胃肠道功能，这两个操作花费时间较长且较为复杂，家长也可以使用擦迎香穴的方法。我们建议家长要思考一下便秘的原因，调整膳食结构，对症用药。习惯性便秘的孩子需要养成定时排便的习惯，排便前擦迎香2～3分钟可以有效地增强胃肠道蠕动，促进排便。

三、腹泻怎么办？

腹泻可以捏脊骨皮，按揉足三里和阴陵泉。如果症状持续好几天了，可以配合开璇玑法。我们接诊腹泻的患者较少，不是因为我们对腹泻不关注，事实上我们对腹泻一症很感兴趣。有不少家长反映，最近几天孩子可能着凉或者吃的东西不卫生导致轻微腹泻，孩子精气神一切都好，令人惊讶的是，这几天孩子睡觉不打呼噜，且睡眠安稳。腹泻是人体胃肠道功能调整的过程，我们把这个情况与诸位家长分享，就是不希望家长看到孩子腹泻就很紧张，动不动就带孩子往医院跑。即使孩子腹泻1周左右，只要孩子精气神都还不错，吃饭和饮食一切正常，没有明显脱水表现，家长就不要紧张，可以再观察一段时间。

四、咳嗽怎么办？

患腺样体肥大的孩子咳嗽需要和肺部感染、哮喘相鉴别。如果孩子是哮喘体质，家中最好能备一个听诊器，养成定期听诊后背有没有啰音的习惯。

鼻后滴漏可以引起咳嗽，筛窦炎是其最主要的原因，这种咳嗽可能是早晨起来较明显或者半夜会出现，一般经过活动即可得到缓解，但是次日依然会出现。咳嗽可以长期存在，病情不会加重，也不会有多少痰液出来。孩子小，可能他们不会吐痰。如果孩子年龄大了，可以清楚地表达，会说有鼻涕从上面流到嗓子里。

这种咳嗽可以使用生理盐水洗鼻子，药液蒸汽熏鼻子效果也很好，擦迎香、按揉照海、太溪和三阴交也有帮助。

五、打呼噜怎么办？

一般来说，打呼噜和体位关系较为密切，孩子如果仰卧位打呼噜，可以让孩子改为侧卧位睡觉。有些打呼噜的孩子长期发生睡眠呼吸暂停，他们会趴着睡觉，可能是自我保护行为。家长担心趴着睡觉会堵住口鼻，一旦看到孩子趴着，会及时把孩子翻过来朝天睡，却不知仰卧位对孩子睡眠呼吸不利。

很多上呼吸道疾病都会引发或加重打鼾。如果孩子有过敏性鼻炎、鼻甲肥大，可以将擦迎香作为日常保健按摩的常规；如果孩子扁桃体肿大，可以使用盐水漱口法。花粉过敏季节到来时，生理盐水洗鼻子必须每天都要早晚各一次，不要等过敏症状出现才开始使用。此外抑菌软膏涂抹鼻腔黏膜和鼻甲被很多家长证明有很好的效果。

六、哮喘怎么办？

哮喘可能因感冒、刺激性气味，甚至运动而引发，这些很好鉴别。有一种非典型哮喘，发作初始就是短促、轻微的咳嗽，一天可以持续很长时间，很难通过喝水缓解，止咳药也无效，在2～3日内就发展为有明显喘息声的咳嗽，早期不易察觉，但用听诊器在后背部可以听出哮鸣音。如果孩子有哮喘体质，家中最好自备听诊器。

有哮喘体质的孩子需要谨慎防护，避免接触过敏原。西医对于哮喘体质的患者建议使用激素、β2受体激动剂（如沙丁胺醇）和非激素类炎症抑制剂（如孟鲁斯特钠），一般要求长期用药，也有专家认为哮喘不需要持续服用药物。我们在临床发现，有哮喘体质的孩子如果家长掌握发病规律，在初期咳嗽时就用沙丁胺醇，一揿的用药量可能就会终止哮喘发作进程，或者有规律连续用药2~3天，此次哮喘大发作可能就会避免。

我们有的团队成员或者家属就患有哮喘症，预防性用药可以更好地控制哮喘，目前有很多成功案例。哮喘体质患儿接受针刺、推拿疗法配合体育锻炼，随着孩子慢慢长大，可以逐渐摆脱哮喘的束缚。

七、磨牙怎么办？

晚上睡觉时，孩子口中发出"咯－吱吱"的声音，这是孩子在磨牙。国外流行病调查显示磨牙症在儿童时期很常见，影响了多达1/3的学龄前儿童和大约8%的成年人（国内似乎没有这么严重，我们专病门诊儿童患病率为10%，需要进一步扩大样本做调查）。

磨牙的后果主要包括牙齿变平、颞下颌关节功能障碍和清晨头痛等。很多家长认为磨牙和寄生虫有关，但孩子吃了打虫药后并未改善，在专病门诊治疗时家长并未告诉医师孩子晚上磨牙，在我们的针刺处方中并未涉及磨牙症，直到有家长反映针刺之后孩子晚上磨牙情况得到改善，这也是"无心插柳"的结果。这也提示阻塞性睡眠呼吸暂停和磨牙症有一定联系。

轻度或者偶尔的磨牙，可以试一试擦耳前耳后，按揉下关、颊车（参见第二章第二节）。针刺处方也可以加下关穴和颊车穴。如果比较严重，建议到口腔科明确诊断并综合治疗。

八、不肯睡怎么办？

孩子不肯睡觉和白天运动较少有关，一般来说，白天运动量大，消耗了孩子旺盛的精力，晚上就容易入睡。但是睡前给孩子看动画片，情节精彩，音乐节奏较强，容易让孩子兴奋，导致入睡困难。有些孩子神经系统兴奋性极高，爱哭闹，头发稀少，入睡困难，白天出汗多（不仅仅是入睡出汗多），身体消瘦，不长牙，可能是缺钙或缺乏维生素D。户外日光照射可促进身体合成维生素D，有利于孩子生长发育，也有助于孩子睡个好觉。个别小孩子入睡困难，可以考虑有节奏地拍打孩子身体。如果孩子年龄太小，入睡困难，可以将孩子抱起来四处走走，配合在后背轻轻拍打。我们鼓励家长睡前给孩子做推拿，家长对孩子身体舒缓地抚摸，让孩子感到愉悦、放松，有安全感。我们要向孩子解释早点睡觉的原因，睡觉对健康很重要，甚至可以诱导孩子想象：睡得多可以让身材高大，长大了可以玩更多的玩具，可以去更好玩的地方等。

诱导孩子入睡有一系列程序。首先，应该注意光线。布置家庭暗室环境，窗帘全部拉上，灯全部关上，甚至空调、电视、充电器的工作指示灯都要关掉；其次，需要控制噪声。如果居住在闹市区，可以挂吸声的厚窗帘。有些人平时失眠，出差途中听着飞机轰鸣能入睡，坐轿车时有发动机声音、轮胎与地面摩擦声音都能安然入睡。有些孩子在绝对安静的环境下可能无法入睡，我们可以尝试播放一些背景音乐，比如流水声、风声、雨滴声等白噪声（可以下载相关APP）。极个别孩子入睡非常困难，可能白天睡觉过多，起床太迟，会让孩子晚上入睡困难。

当然，我们需要检查一下孩子是否生病了，至少应该检查一下是否鼻塞，按按肚子检查一下软和硬，以便确认孩子是否胃肠不舒服。也有个别孩子湿疹瘙痒，导致难以入睡。长期存在入睡困难应该找睡眠科医师就诊。

九、如何请假？

写到这里，作为专病门诊医师真是感慨万千。经常有家长向我们求助，请我们帮忙开个证明，以方便家长给孩子请假。由于门诊治疗1个月，治疗有效果，家长有系统治疗意愿，请假是不可避免的，且终归需要面对老师。现在孩子读书，外出就诊需要跟学校请假。因为请假次数和频率比较高，学校老师往往不理解。既往孩子得病，发热、咳嗽和哮喘，老师和同学都能看得到外在表现，很好请假。如果孩子病情稳定，只是表现在张口呼吸和晚上睡眠有问题，老师就会对孩子和家长有看法。老师要求家长就此写一份材料，这份材料难住了家长，有些家长想到向医师求助。

我们专病门诊经常需要处理类似的问题，尽管这不是我们职责范围内的事，但是我们认为给学校老师解释说明相关情况，也是科普宣教的重要内容，我们愿意配合做一些力所能及的事情，所以我们有一个简单的模板供参考（见表3-2）。

表3-2 请假申请书（模板）

尊敬的老师：

孩子姓名：_____，在贵校_____年级_____班就读，

经_____医院_____科医师确诊为_____，

西医建议：_____，

我们目前在_____医院_____科接受治疗。现在是

启动性治疗期 □

密集性治疗期 □

巩固性治疗期 □

康复性治疗期 □

预防性治疗期 □

疗程说明如下：

治疗项目	治疗时间	治疗频次	治疗次数	备注勾选√或说明
启动性治疗	1周	5～7/周	5～7	
密集性治疗	1个月	2～3/周	8～12	
巩固性治疗	1个月	1/旬	3	
康复性治疗	半年	1/月	6	
预防性治疗	半年	1/2月	3	
机动性治疗	节假日	1/节假日	5	
合计	15个月		30～36	

　　为了更好地让孩子康复，也为了今后让孩子少请假，目前遵医师建议接受规范治疗，我们力求合理预约，提高就诊效率，缩短治疗时间，以最快速度完成治疗后以赶回学校，请理解并支持。附门诊病历复印件。

学生姓名

家长签名

年　　月　　日

十、不治会好吗?

腺样体肥大是免疫、消化、呼吸等系统出现紊乱的表现形式之一。腺样体在婴儿出生时就存在于鼻咽部,并随年龄增长而增生,6岁时达到最大程度,9岁左右可以自己萎缩。如果腺样体过度增生,腺样体长期肿大超过鼻咽腔宽度2/3以上,出现相应的临床症状,影响全身健康或邻近器官者,才称为腺样体肥大。腺样体肥大是不能自愈的。专病门诊在2021年10月14日接诊一名患儿。其诊断报告显示孩子腺样体是渐进性肥大,且进展较快。2021年1月15日鼻腔纤维镜显示腺样体堵塞后鼻孔2/3。2021年4月19日鼻腔纤维镜显示腺样体堵塞后鼻孔3/4。2021年7月12日鼻咽部侧位片显示增厚的腺样体占据鼻咽腔宽度0.95。这个病例给我们提示,明确诊断、完善检查、系统治疗是非常有必要的,不治疗不会自己好。

第四章

疗程记录篇

- 家长居家检查篇
- 用药史
- 家长居家养护工作内容
- 疗程日志

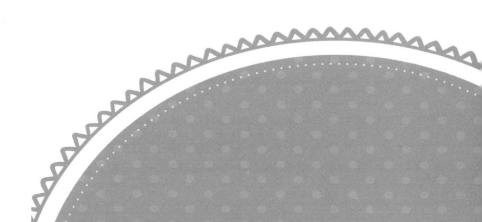

本章是患儿家长病程管理的指导手册，保守治疗需要系统而全面的评估，手术之后也应该综合评估。临床发现很多孩子术后面容没有改变，相关疾病未能治愈，分析其原因为家长忽视术后复查，导致隐匿性、渐进性伤害逐步产生。

2021年以来，我们接诊大龄患儿日益增多，相当一部分患者的年龄已经大于12周岁。虽然有些患者已经在几年前手术切除腺样体或扁桃体，但是他们的面容依然没有改善，于是到口腔科就诊，口腔科医师要求患者完善相关检查以确定是否复发。在我们专病门诊全面检查后，发现他们的腺样体肥大依旧存在，同时发现鼻窦炎、鼻甲肥大、鼻中隔偏歪。我们推测这些情况应在手术之前就存在，如果前期采取了系统干预方案，现在不至于又一次发展得如此严重。

如果家长加强自学，按图索骥也能找到门径。如果您是家长，建议在医师指导下参考此书，相信会事半功倍；如果您是儿童保健从业者，这部分内容我们也强烈建议您给予重视；如果您是医师同道，我们也建议您持续关注这部分内容。希望读者和我们取得联系，大家一起关注，局面才会有所改善。

第一节　家长居家检查

一、面容评估

1.腺样体面容		
	1.1 显著性腺样体面容	
	1.2 隐匿性腺样体面容	
	1.3 正常面容	
	1.4 掌握拍照方法	
		1.4.1 正面拍照
		1.4.2 侧面拍照
		1.4.3 舌苔照片
2.眼睑		
	2.1 眼睑色泽	
	2.2 眼胞肿胀	
	2.3 眼睑褶皱	
3.看牙齿		
	3.1 门牙	
		3.1.1 缝隙
		3.1.2 磨损
		3.1.3 正常
	3.2 版型	
		3.2.1 门牙较大
		3.2.2 门牙旋转
		3.2.3 门牙两层
	3.3 牙齿咬合	

续　表

		3.3.1 地包天
		3.3.2 天包地
	3.4 龋齿	
		3.4.1 龋齿计数
		3.4.2 龋齿画图标记
		3.4.3 牙菌斑
备注		

（见前面"腺样体面容"）

二、淋巴结肿大

| 1.颏下淋巴结 | 2.颌下淋巴结 | 3.颈淋巴结：颈深淋巴结、颈浅淋巴结 | 4.颈后三角淋巴结 |
| 5.耳前淋巴结 | 6.耳后淋巴结 | 7.枕后淋巴结 | 8.锁骨上淋巴结 |

（见第二章第一节查体流程8触诊淋巴结肿胀情况）

三、外耳道情况

| 1.耳屎阻塞 | 2.油性聍耳 | 3.鼓膜颜色 | 4.鼓膜形状 |

（家长可能需要购买内镜）

四、变态反应疾病

	1.1 过敏检测报告，标记过敏原	
1.过敏检测报告		1.2.1 严重过敏 过敏症状明显，用药无法有效控制
	1.2 评估过敏程度	1.2.2 中度过敏 过敏症状明显，用药可以控制，停药就发作

续　表

1.过敏检测报告	1.2 评估过敏程度	1.2.3 轻度过敏 偶发过敏，用药即可控制
		1.2.4 不过敏 无过敏症状
2.家长口述过敏物及过敏反应	2.1 吸入性过敏原及反应	
	2.2 接触性过敏原及反应	
	2.3 食入性过敏原及反应	
	2.4 有无湿疹或奶癣及其他反应	
3.过敏反应表现	3.1 呼吸系统	3.1.1 哮喘
		3.1.2 咳嗽
		3.1.3 打喷嚏
		3.1.4 流鼻涕
	3.2 皮肤	3.2.1 皮肤瘙痒
		3.2.2 皮肤颜色
		3.2.3 皮肤肿胀
		3.2.4 皮肤破损
	3.3 消化系统	3.3.1 腹泻
		3.3.2 腹痛
		3.3.3 便秘
	3.4 神经系统	3.4.1 头晕
		3.4.2 嗜睡
		3.4.3 乏力
	3.5 过敏性结膜炎	

第二节　用药史

一、家庭备药情况

沙丁胺醇？□	孟鲁斯特钠（顺尔宁）?□	西替利嗪(仙特明)?□
辅舒良/内舒拿?□	欧龙马（仙璐贝）？□	桃金娘（吉诺通）?□

二、常规用药情况（可以咨询医师后填写）

抗生素	不使用 □ 一种 □ 多种 □	自行使用 □ 按处方使用 □	很少使用 □ 每病都用 □	备注名称:
激素	不使用 □ 一种 □ 多种 □	自行使用 □ 按处方使用 □	很少使用 □ 每病都用 □	备注名称:
中药	不使用 □ 汤药 □ 中成药 □	自行使用 □ 按处方使用 □	很少使用 □ 每病都用 □	备注名称:
滋补品	膏方 □ 钙 □ 锌 □ 铁 □ 维生素 □ 其他 □	备注名称和使用情况:		

物理 疗法	海盐水□ 生理盐水□ 高渗盐水□ 其他□	备注名称和使用情况：

第三节　家长居家养护工作内容

一、中药熏吸鼻

中药蒸汽熏鼻	中药漱口	中药香囊

二、居家推拿保健

头面部	颈项部	腰背部	手足部

三、居家康复

打响舌	打响波	生理盐水滴灌

四、居家功法锻炼

少林内功	易筋经	六字诀	其他功法

五、居家体育锻炼

跳绳（筛窦炎、额窦炎）	跳绳平视（额窦、筛窦）
	跳绳低头
	跳绳抬头
爬行	低头看肚子爬行（上颌窦炎）
	低头看地面爬行（蝶窦炎）

六、居家饮食控制

水果	水果限量，吃常温状态下的水果。鼓励啃食、咀嚼，不要削切成片
糖和饮料	低糖饮食，不吃糖果，不喝饮料
肉蛋奶	明确过敏原，回避过敏食物，积极提供营养膳食，可以考虑补充膳食营养素
备注：需要查验过敏原	

七、学习与交流

1. 微信"小儿腺样体肥大"家长群

一般为面诊之后由医师邀请加入，或者联合门诊医师确诊后邀请入群，进入"小儿腺样体肥大"家长群学习相关知识。

2. 微信公众号

关注"小儿腺样体""无痛一身轻"微信公众号，学习有关腺样体肥大科普推文。

图4-1　小儿腺样体　　　图4-2　无痛一身轻

3. 做好孩子心理建设

做好针刺、推拿、穴位埋植等疗法的解释说明工作，并定期对孩子最近表现给予点评，以荣誉称号或者其他形式奖励。

第四节　疗程日志

表 4-1　（　　）期日志

（治疗后次日或复诊前填写，以方便医师观察评估疗效，调整治疗方案）

第　　　次治疗

当天天气：天气　温度　　湿度

评价最近几日天气情况：

患儿基本情况：
建议尽快手术□　　建议等待手术□　　　　完善诊断□　　　　部分诊断□
尚未诊断□　　　　术后□
情况说明：

医师的检查部位：
鼻□　　　牙□　　　扁桃体□　　　　耳□　　　颈□　　　胸□　　　背□
手□　　　足□

专病门诊医师的诊断：

专病门诊医师开的药：请√选，如有其他请补充
熏□　　　吸□　　　漱口□　　　含服□　　　内服□　　　外用□　　　其他□

专病门诊医师做的治疗：请√选，如有其他请补充
针刺□　　推拿□　　穴位埋植□　　刮痧□　　拔罐□　　艾灸□　　　其他□

专病门诊医师交代家长的事：

家长完成情况：

续　表

最近诊疗经历（是否有在其他科室或保健养生机构平行治疗）： 诊疗场所： 诊疗项目： 服用药物：	

评价最近的疗效：✔好转，➡稳定，↩复发，× 无此项目，如有其他请补充

鼻塞□　鼻涕□　咳嗽□　打呼噜□　张嘴□　憋醒□　尿床□　多动□
其他□

有疾病触发时间或事件：请√选，如有其他请补充
开学□　节假日□　旅游□　婚庆生日□　运动□　家庭关系□　食物□
其他□

参照本书居家养护执行情况做评估：请√选，如有其他请补充
没有执行□　部分执行□　完全执行□　间断执行□　其他□

表 4-2　小儿腺样体专病门诊疗程记录（可以记录相应次数）

治疗项目	治疗时间	治疗频次	治疗次数	备注勾选 √ 或说明
启动性治疗	1 周	5 ~ 7/周	5 ~ 7	
密集性治疗	1 个月	2 ~ 3/周	8 ~ 12	
巩固性治疗	1 个月	1/旬	3	
康复性治疗	半年	1/月	6	
预防性治疗	半年	1/2 月	3	
机动性治疗	节假日	1/节假日	5	
合计	15 个月		30 ~ 36	

第五章

出版寄语篇

一、李女士寄语

尊敬的安医师：

您好！

我们家孩子上中班，2018年有一段时间，一直感冒，流涕，夜里鼻子不透气，但是当时没在意，这个时候，学校老师已经跟我说过，你家孩子上课专注力不够，说明当时孩子已经有点腺样体肥大了。

等到孩子大班的时候，在新华医院确诊为腺样体肿大75%，建议手术。刚好，我身边有一个妈妈，她家孩子和我家孩子一样大，她家孩子在上海市儿童医学中心专家那里做了这个手术，于是我也挂了那位专家的号，已经为孩子预约好手术时间，后来在入院签字的时候我们家长退缩了，决定再试一试中医，不行了再手术。从另一个患儿妈妈那里了解到，她家孩子在上海中医药大学附属龙华医院和石门路名特中医门诊部蒋博士处都按摩过，坚持的话就有效果，不坚持就没效果。龙华医院除了按摩，还有敷贴，效果也不错。后来我们认识了蒋博士，经他推荐，我们带孩子到安医师专病门诊就诊。我抱着试试看的心态让我家孩子开始针灸治疗。2019年第一次，我家孩子不肯扎针，我就先让安医师扎我手上，不等我家孩子反应过来，安医师就在他脸上扎好了。就这样，因为我家离医院距离远，一周一次坚持着。同时配合中药熏蒸，口服中药，逐渐控制住了腺样体继续增大。真心很感谢安医师，这个群（小儿腺样体肥大家长群）真的是宝藏群。病友或家属们（包括安医师）互相鼓励，互相帮助，在新冠肆虐的时候，安医师也安慰大家，不用担心，把需要准备的，能做的做好就行。等我家孩子上了小学，平时实在没时间跑到浦东去，因我家住在浦西，上海西南角，到浦东曙光医院打的需要一个半小时，我家孩子从小就晕车。我们就找到了附近的一个针灸医院坚持一周一次针灸，效果没有安医师那边好，但还是可以解燃眉之急，对比下来，安医师这边是更加全面，更加有针对性的一个治疗。真的感叹中医针灸的神奇。现在给我家孩子熏蒸和艾灸少了，感觉这两样少了，效果还是大打折扣。暑假要到了，想给孩子做做三伏贴，希望可以尽量减少感冒，从而避免鼻炎，这样就成功了一半，与病魔做朋友，否则，还能怎么办呢？

后来有一次我家孩子的学校安排小同学采访有雷锋精神的人，我们第一时间就想到了安医师，我们当然知道安医师特别忙，于是怀着忐忑的心情，通过微信问安医师是否能接受采访？没想到安医师很爽快地就答应了，安医师心里始终装着患者。采访中，安医师非常认真、详细地回答了小朋友略显生涩的问题，还特别提醒小朋友日常生活中的注意事项，还向更多的学生家长介绍了腺样体肥大的危害和及时治疗的必要性，帮助我们完成了这次重要的采访。

现在，我们仍然一直关注腺样体肥大家长群，安医师在此群中给我们进行了很多指导，希望可以一直跟着安医师走下去。

这是个无人不焦虑的时代，我感觉在群里，不光是解决了患儿这个病，同时还治疗了患儿家长的焦虑，慢慢来，总会好起来的。

李女士

2021年6月8日星期二

二、龚先生寄语

依然清晰地记得那是2018年的初春三月，我女儿上大班。因天气变化我女儿老是晨起和睡前打喷嚏，且她平时睡觉有点小呼噜，我们以为是鼻炎，和女儿外婆一起去本地医院就医，没想到医师说是腺样体及扁桃体肥大，建议我们去专业医院检查。

第二天，我妻子带着孩子去了某耳鼻喉科医院，特地挂了专家号，医师说很严重，建议手术切除腺样体及扁桃体，否则影响大脑发育和面容，我妻子吓坏了，她考虑到9月女儿要上小学，之后做手术就会耽误学习，决定马上做。因患者很多，一时手术还排不上，决定自费（自费有床位），除了空腹验血，所有检查当天全部做了。我妻子这时定下神来才跟我打了电话，说明我女儿的病情，我一听，就说先让我了解下这种病。

脑海中立马就出现了安医师的名字，因有次听过他的健康讲座，记得安医师说他儿子就是腺样体肥大。我于是厚着脸皮讨来安医师的电话号码，拨通了，听筒里传来热情的建议，当晚听了安医师在喜马拉雅的所有讲座，对此病有个初步了解，于是我跟家人做了细致的沟通，说明了手术也不能解决一切，复发率很高，得到了家人的支持，退掉了女儿的手术预约。我立马第二天带着女儿赶到安医师门诊，安医师当天安排我们去了岳阳医院找张主任做进一步检查，很不幸，女儿鼻（腔）纤维镜检查结果显示，堵塞85%，建议手术。因两家医院的顶级西医都建议手术，我有点心灰意冷，想来逃不过一刀。我不死心，于是我又带女儿到新华医院做睡眠呼吸检测，结果也不太好，当然这也跟在医院睡不好，以及设备线缆过多，不断脱落有关。

我进了腺样体肥大的群，热心的病友家属给了很多建议，也发现有堵塞95%~100%的患儿以及有各种并发症的患儿都在积极治疗，我女儿只是单纯堵塞85%，算是轻症状。我们心想：这也不是什么紧急的病，一时不开刀也不会出大事，于是我们决定先在安医师这里治疗一段时间再说。

于是，每周2~3次去医院挂安医师的号，推拿，针灸，孩子从害怕，到接受，无论是针灸还是翻背（捏脊），洗鼻，安医师都耐心细致地跟女儿交流，我们大人还从安医师那里学到了家庭护理概念，我们带着女儿外婆一起去，因为平时她照顾我女儿最多，安医师细致地把家庭护理重点说给老人听，饮食注意，勤换被褥，买了除螨仪，运动出汗时别吹风，尽量避免感冒……于是我们一家养成了一种良性循环的习惯：我们带女儿一周2~3次到医院推拿，针灸；每天在家早晚为女儿用盐水洗鼻子，早晚推拿，早晚熏鼻子，再喝了一段时间中药……

过了几十天，我们慢慢发现女儿睡觉呼吸很通畅（安医师提醒我们观察睡觉开口呼吸情况），也不打呼噜了，家人们都很开心。虽然我们付出了更多的精力（手术据说很快就能出院），但女儿不用开刀了。

我们带着女儿又参加了安医师5月出国交流前举办的培训班，尽量按照安医师的谆谆教诲，在脱离安医师的日子里也保持良好的健康习惯。

现在看着孩子健康长大，我们很欣慰，感恩遇到了安医师，他给我们带来了健康，带来了家庭的欢乐！

龚先生

2021年6月7日

三、马医师寄语

首先感谢安光辉老师给我机会，参加小儿腺样体肥大的居家养护的工作。

与安老师缘起于大学，那年安老师读研究生，我读本科。晚上安老师在推拿教研室里间做课题研究，我在外间整理古籍。再次与安老师详谈是10年后，后来有幸跟随安老师门诊，在门诊中发现他不仅是对病，更多是对人、对家庭整体的关注、指导与治疗。每次出门诊，安老师总是会说，你每次来都要有收获，不仅仅是看我怎么治这个病、那个病，要多观察我在关注患者的哪些方面？为什么关注这些方面？在没有跟安老师门诊之前，我更多的是关注患者的病，而后转变为关注人及其生活场所，这契合了中医的"天人合一"的思想。人是要在真实世界生存活动的，而作为一个医师不仅需要对患者的"病"提出治疗方案，还需对其生活习惯、方式进行指导，以达到预期目标。

在编辑小儿腺样体的居家养护的过程中，门诊上迷茫的孩子、焦虑的家长再次浮现于我的脑海中，让我感到作为一名医师的责任。通读完本书，我再次感受到安老师的大爱与心细，他总想用通俗的文字来阐述复杂的问题，把他自己放在家长的角度去解读家长们需要什么？孩子需要什么？《小儿腺样体肥大的居家养护》虽然没有高深的理论，没有华丽的辞藻，但每章节都是朴实、实用的。第一章认知篇，简单明了地介绍了腺样体、腺样体肥大与其相关疾病。目的是让家长不再迷茫，知道腺样体是什么？腺样体肥大怎么来的？相关疾病的介绍则是告诉患儿家长，腺样体肥大不仅是一个具体的病，更应该是一个症候群，碰到相关问题时，要多一种思考，以便让患儿得到及时、有效的治疗。第二章临床路径篇是安医师多年临床经验总结，目的在于告诉家长们目前哪些治疗措施是有效的，如何去分辨选择保守治疗的医师和治疗方式。作为本书的重点——居家养护篇，安老师从环境、日常养护、居家养护等方方面面进行了阐释，目的是在不影响患儿学习的情况下如何保证给患儿提供长期的疗效。

相信，日日坚持，不忘初心地钻研，我们团队能让腺样体肥大的小儿未来的生活更好，更自信。

马康霞

上海市第一人民医院嘉定分院(上海市江桥医院)

中医科执行副主任

2021年6月6日

四、陆女士寄语

相关疾病的治疗过程：这个系统的治疗，我感觉就直接拜托安老师了，跟着走就行了。

平日里的保健还是要注意的。可以从两方面来入手：

1. 关注孩子的整体的阴阳平衡。首要的是从时间上来注意。具体地说，节气，春夏秋冬每一季的特点，季与季的过渡，都要做到心中有数，对应的方案也要有。比如着凉初期就可以给孩子喝点小柴胡、正柴胡，泡泡脚，刮刮痧等。其次要注意空间。小孩的成长有特性，每一年的心理特点不一样。我家孩子从儿童、少年，马上进入青年了。每一时期的对应的方法和技巧也是有出入的，男孩和女孩的需求和注意事项也是有差异的，这个需要父母不断学习、思考和总结。

2. 家庭的能量也要阴阳平衡。小儿腺样体是表象，要思考背后的问题。既然孩子得了腺样体肥大，也许是多方面的原因。难道真的只是孩子的原因吗？家长没有原因吗？我最近感悟一点，有时最坑的人，不是那些无关紧要的人，而是你最亲密、最信赖的人。因此我时常跟我孩子说："你认为对的，又没有损害到别人时，就按内心的选择来做，妈妈说的只是参考。面对亲人的关爱，要用智慧来拒绝，并坚守你自己的坚持，而且你要自己变得独立和强大。"

我们有时太爱孩子了，无意中也会对孩子造成伤害。小儿腺样体肥大这个疾病一旦得了，要康复很难，要几年的兜兜转转。因为人都是自私的和盲目自大的，没有谁能在很短的时间内想明白这件事。若能，那也是在安老师的指导下，家里爸爸或妈妈有一人具有绝对权威，在家庭其他成员极力配合的情况下，才能在一年之内，快速搞定，那也是肥大堵塞不是很严重的情况下。更多的是家庭成员之间的相互埋怨、扯皮和互掐，给孩子带来雪上加霜的打击。大人之间有矛盾，孩子是最能清晰感受到的。

每位家长一开始是很难接受的，疑惑、痛苦、彷徨、无助和挣扎，因此能接触到安老师，也是需要智慧和机缘的。要抱着必胜的信心和自我认错的决心和勇气，带领孩子一起接受系统的学习和治疗，是必须这么做的，也是不得不这么做的，你别无选择。

对家长说的话：能看到这本书，就是您的运气，能来小儿腺样专病门诊治疗是你的福气。每一位家长都要摆正心态，信受奉行。

此外，我还想谈点感悟。

家有腺样体肥大的孩子，家长会增加许多额外负担，不仅是财力，更多的是精力和对自己心性的磨炼。治疗只是对孩子身体上的改善，更多的是要让孩子的心理健康独立。作为家长，要在调整好孩子身体的同时，做好孩子的心理调适，这样你才能安心地送孩子去大学历练，预见到孩子将来能安然踏上社会，你才能安心地做自己的事了。家长要不断地学习、实践，再学习、再实践，这样反复锤炼，同孩子一起成长。

若患儿是女孩，最好患儿妈妈参与得多点，若是男孩，最好患儿爸爸参与得多点，孩子12岁左右进入青春期，同性之间的关爱会方便一点。反正家长要考虑到方方面面，有的没的都要考虑进去。

尊重孩子，理解孩子，把孩子放在与自己同等的高度来对待。我想孩子都很聪明，他们都能看得懂。

当孩子一直来探你底线的时候，你就要开诚布公地和他谈。他为何会探你的底线，是因为他在你这里在该建立相互信任模式的时间，是因这样那样的因素错过了。所以我们要让他明白妈妈或爸爸的爱是永远在那里的，孩子是爸爸妈妈生命的延续，怎么会不爱呢，只是因为爸爸或妈妈也是第一次做，缺少经验或不知道该怎样做。要让他明白孩子和父母之间的情分，也是要双方一起来维护的，孩子有孩子要做的部分，父母有父母要做的部分。相互帮助，相互维护，共同朝着目标努力前进。让孩子在思想上放松下来。孩子需要的是家长的认可，而不是你怎么说，他怎么做。

孩子因你而来，你们之间，因爱而圆满。

陆女士

2021年6月6日

五、王主任的信

两年前机缘巧合进了安老师的小儿腺样体肥大家长群，发现安老师通过多种中医外治法治疗小儿腺样体肥大，疗效很好。我们治疗鼻炎腺样体肥大，有自己的特色手法，疗效也不错。但单纯的推拿，费时费力，也遇到瓶颈，为了增加治疗手段，提高治疗效果，我于2021年3月来到上海中医药大学跟安老师学习进修。

安老师通古博今，治学严谨，凡是与腺样体有关的解剖、生理、病理以及相关疾病都研究得非常透彻。他利用针刺、揿针、推拿、艾灸、熏鼻等方法治疗，尤其注重孩子们的居家养护。安老师是一位好医师，仁心仁术，心怀大爱，经常在家长群里做科普，教家长给孩子洗鼻子，推拿，漱口，并亲自示教。时刻关注孩子们的衣食住行对腺样体的影响。安老师更是一位好老师，对学生诲人不倦，毫无保留。为了让更多的人了解腺样体，安老师废寝忘食地编写此书，我也有幸参与其中，希望此书早日出版，早日造福广大患儿及家长。

王慧

山东省烟台市牟平区中医医院针灸推拿科主任

2021年6月6日

六、曹医师寄语

第一次见安老师，是在五六年前的《实验推拿学》教材定稿会上。我对安老师的第一印象：他是一位超级好的父亲。因为他千里来重庆出差还带着小阿宝，细心照料，呵护备至，一人分饰"慈父严母"。直至我参与到安老师的"腺样体护卫者联盟"，才知道，原来安老师以前在疼痛领域已耕耘多年，是为了孩子才选择了小儿推拿，选择了研究这个疾病。

以安老师在疼痛领域积累多年的经验，凭借其精湛的技术，本可以科研和临床一路坦途，可以走得更远、更顺畅，本不用年近不惑，仍夜以继日辛苦钻研，劳心劳力。但是，他惊悉爱子患上呼吸暂停后，求医之路坎坷，收效甚微，痛定思痛，为了孩子的身体健康，为了弥补中医在腺样体肥大系统性保守治疗的缺失，为了解决广大患儿家属求医无门之苦，选择了这条没有经济效益的贫瘠之路。

这些辛苦挖掘出来的方药，安老师无不亲自使用，方才推荐给患儿；在自家孩子身上反复摸索总结的宝贵经验也是不吝于在"小儿腺样体肥大"群与众人分享；熬更守夜，挑灯夜读学习的先进理论和文献，在各方求证后，也无私地分享给我们这些年轻的医师。虽然老师秉承的是为了患儿们"但凡力所能及"必"无愧于心"，但我眼里看到的都是"德不近佛者不可为医"。

安老师的点滴心血汇集而成的此书，是近年所得经验的总集。对于患儿，是治病福音；对于家长，是居家必备；对于我们新手医师及相关从业工作者，则是挑战"腺样体肥大"的神兵利器。

希望与此书结缘的众人，珍惜此书，善用此书，方不负老师一番苦心。

曹净

腺样体守卫者

2021年6月8日